Dieta Sirtfood para mujeres

Planifica tu pérdida de peso con recetas activadoras de Sirtuina

Por Haley Joseph

Tabla de contenidos

Introducción

¿Has tenido dificultades para perder peso?

¿Has probado varias dietas diferentes pero sin éxito?

¿Buscas una solución a tus problemas de pérdida de peso?

Bien, si la respuesta es sí, ¡este es el libro adecuado para ti!

La dieta de hoy en día y el estilo de vida en general han tenido un impacto negativo en la salud de la mayoría de las personas. Todo el mundo lleva una vida atareada, con demasiado trabajo y responsabilidades, con muy poco tiempo para hacer muchas otras cosas. Las personas comen en restaurantes o piden comida para llevar y comida chatarra con mucha más frecuencia de lo que cocina una comida saludable en casa. Con el estilo de vida poco saludable que la mayoría de nosotros ha estado llevando, el aumento de peso parece ser inevitable. Sin embargo, en el último tiempo, las personas se han vuelto mucho más conscientes del impacto negativo de este estilo de vida poco saludable.

Nadie quiere ganar esos kilos de más y lidiar con los efectos secundarios del aumento de peso. Sin embargo, perder peso y volver a la normalidad puede resultar muy difícil. Esto es especialmente cierto si se siguen todas las dietas equivocadas que existen. La mayoría de las dietas de moda les dicen a las personas que coman muy poco, se salteen comidas, utilicen un plan de comidas con déficit de nutrientes o hagan demasiado ejercicio. Aunque es probable que hayas probado estas dietas durante un tiempo, te darás cuenta de que en vez de hacer bien, hacen más daño. Si comes muy poco, eventualmente cederás al hambre y terminarás comiendo en exceso. Si te limitas a una cantidad selecta de alimentos, te aburrirás y tampoco ingerirás todos los nutrientes que tu cuerpo necesita. Si te sometes a una dieta líquida, arruinarás tu sistema digestivo.

Todas estas dietas pueden darte resultados temporales de pérdida de peso, pero acumularás kilos tan pronto dejes de seguirlas. También requieren que ejerzas mucho autocontrol y disciplina, lo cual puede resultar difícil. Si has probado todo esto y estás de acuerdo con nosotros, te diremos qué necesitas cambiar y cómo lograr los resultados que buscas.

Aquí es donde la dieta Sirtfood entra en juego. La dieta debe su nombre a los activadores de la sirtuina presentes en ciertos alimentos. Estas moléculas ayudan a proteger las células de la inflamación, el envejecimiento y otros procesos metabólicos no deseados. Es por eso que los activadores de sirtuina están vinculados a la longevidad y otros beneficios que conocerás en este libro. Y lo que es más importante para ti, ayudan a perder peso. A diferencia de otras dietas de moda, la dieta Sirtfood no se centra en ayudarte a perder peso con algunos trucos. En su lugar, esta dieta te ayudará a comer mejor a largo plazo para que puedas perder el peso extra y mantener un cuerpo saludable sin comprometerlo. Los activadores de Sirtuina están presentes en muchos alimentos diferentes, por lo que podrás disfrutar de una dieta variada.

Junto con los cambios en la dieta, también aprenderás a mejorar tus hábitos alimenticios y tu estilo de vida en general para facilitar el proceso de pérdida de peso. Cualquiera puede seguir la dieta Sirtfood, dado que no es muy restrictiva, ni cara o difícil de seguir. Si tienes alguna condición de salud subyacente, debes consultar primero a tu médico para ver si la dieta es adecuada para ti. De todos modos, esta dieta no tendrá ningún efecto negativo en tu salud.

Este libro te ayudará a aprender todo lo que necesitas saber sobre la dieta Sirtfood. Te ayudará a entender qué son los Sirtfoods (alimentos sirtuinos) y cómo te ayudan. Aprenderás sobre los beneficios diversos de la dieta. También te dirá cómo puedes implementar la dieta con otros cambios positivos en tu estilo de vida, de una manera simple pero efectiva. Más importante aún, este libro contiene varias recetas Sirtfood para ayudarte a empezar. Se asegurará de que prepares comidas deliciosas pero saludables que beneficien tu cuerpo. La información sobre los alimentos Sirt será más que suficiente para ayudarte a comenzar tu cambio: de un estilo de vida poco saludable que te hizo ganar peso a uno saludable con tu cuerpo en mejor forma que nunca.

Varios estudios muestran que a la mayoría de la población le resulta difícil averiguar cómo comer de forma saludable mientras pierde peso. Por eso es importante adoptar una dieta diferente a otros planes de alimentación de moda. Estos son inútiles y a veces incluso dañinos. Cada persona tiene un tipo de cuerpo diferente y algo que funciona para una persona puede no funcionar para otra.

A algunas personas les resulta mucho más fácil perder peso en comparación con otras cuyos cuerpos se obstinan en mantener el peso, incluso si hacen las mismas cosas. Sin embargo, la dieta

Sirtfood puede ayudar a superar estos problemas de una forma mejor. Aunque hayas tenido dificultades para perder peso durante mucho tiempo, las pautas de esta dieta te ayudarán a conseguir resultados. Una vez que combines la dieta Sirtfood con un régimen de ejercicio saludable, no habrá nada que te impida volver a estar en forma. Sin embargo, es posible que aún te preguntes cómo funciona esta dieta y qué hará por ti.

Originalmente, la dieta Sirtfood fue lanzada en 2016 por Aiden Goggins y Glen Matten. Estos dos nutricionistas del Reino Unido escribieron un libro sobre una dieta que, según ellos, activaría el gen de las personas flacas en cualquiera para de esa manera quemar la grasa mucho más rápido. Se volvió popular pronto y celebridades como Adele y Pippa Middleton comenzaron a seguirla. El término Sirt es una forma abreviada de sirtuina, sobre la que aprenderás más adelante. El plan de dieta Sirtfood apunta a ayudar a las personas a perder peso, a tener niveles más altos de energía y a mejorar la salud a largo plazo.

La dieta se basa sobre todo en el consumo de alimentos ricos en activadores de sirtuinas. Las sirtuinas son proteínas del organismo que desempeñan un papel muy importante. Hay siete sirtuinas diferentes presentes en todos los mamíferos: Sirt-1, Sirt-2, Sirt-3, Sirt-4, Sirt-5, Sirt-6 y Sirt-7. Ellas ayudan a proteger las células, reducen los signos de envejecimiento, aumentan la eficiencia energética y también te vuelven más resistente al estrés.

Para beneficiarte de estas sirtuinas, debes consumir alimentos que activen su función. Los dos nutricionistas realizaron muchas investigaciones a lo largo de los años, hasta que descubrieron una lista de alimentos clave y un plan que ayudaría a las personas a beneficiarse de ellos. Según los estudios sobre personas con mayor longevidad del mundo, es evidente que una dieta rica en plantas es un factor importante para una alimentación saludable.

Las personas de estas regiones -las zonas azules-

consumían casi cinco veces la cantidad de alimentos de origen vegetal que las personas de otros lugares. El contenido de polifenoles en este tipo de dieta es un factor importante, pero los fundadores de la dieta Sirtfood descubrieron que ciertos tipos de polifenoles eran más efectivos que otros. Ese pequeño grupo de polifenoles activaba las sirtuinas o genes delgados del cuerpo para imitar los beneficios del ejercicio y el ayuno. Por eso es importante consumir alimentos que tengan más polifenoles activadores de las sirtuinas. Las sirtuinas tienen siete proteínas y se activan cuando se consumen ciertos compuestos vegetales y alimentos. Estos activarán las vías químicas en tu cuerpo que promoverán aún más la pérdida de peso.

Puedes ver la evidencia de los beneficios de los alimentos con sirtuinas al observar las zonas azules en todo el mundo. Son las regiones que han demostrado una mayor longevidad en comparación con otros lugares del globo. Las personas que viven en las zonas azules tienen una vida mucho más larga y saludable. El mayor número de centenarios se encuentra en esas zonas azules. No solo viven más tiempo, sino que también tienen niveles de energía más altos y conservan el vigor durante toda su vida. En contraposición, las personas de otros lugares que siguen un estilo de vida moderno tienden a envejecer mucho más rápido y a enfermarse en sus años avanzados.

Mientras que las personas en otros lugares padecen enfermedades, pierden la energía y tienen una menor calidad de vida a lo largo de los años, ocurre lo contrario con los que viven en las zonas azules. Estas personas muestran menos signos de disminución de sus capacidades cognitivas. Incluso se puede ver a personas de más de cien años caminando por ahí en lugar de estar postradas en la cama. La mayoría de las zonas azules se encuentran alrededor del Mar Mediterráneo, en Japón, Costa Rica e Italia.

Las zonas azules tienen algo en común: su dieta. Las dietas de estas zonas tienen un alto número de Sirtfoods o alimentos activadores. Mientras que las personas asumen que la dieta mediterránea se basa en pasta o pizza, las personas de estas regiones en realidad consumen muy poco de estos alimentos. Los alimentos Sirt como el pescado y el aceite de oliva son más importantes en su dieta diaria. Los japoneses también prefieren los mariscos y consumen mucho té verde, que es rico en antioxidantes. En Costa Rica, el cacao amargo y el café son alimentos comunes. El punto es que las personas de estas zonas azules son un ejemplo de los beneficios de la dieta Sirtfood. Esta dieta no es solo un plan estricto de comidas o un plan de ejercicios. Para ellos, es una forma de vida y la forma en la que comen habitualmente. Es por eso que pueden cosechar todos los beneficios de esta dieta saludable a largo plazo.

La dieta ayuda a identificar un grupo de alimentos que trabaja para activar las sirtuinas en tu cuerpo. Llevar una dieta rica en estos alimentos mostró resultados sorprendentes en las personas que la probaron por primera vez. En promedio, perdieron 3 kilos en una semana. Esto ayudó a que los nutricionistas se dieran cuenta de que la dieta funciona. El gen flacos o Sirt 1 es una sirtuina que ayuda a regular las actividades metabólicas y el almacenamiento de grasa. Así pudieron elaborar un plan de dieta Sirtfood del cual todos podrían beneficiarse.

La dieta Sirtfood no está pensada para ayudar a las personas únicamente a perder peso, sino que también tiene otros beneficios. Aunque no hay muchas pruebas científicas que respalden todas las afirmaciones de la dieta Sirtfood, las personas que la han probado dan fe de su eficacia. Ayuda a regular tanto las funciones metabólicas como las fisiológicas, lo que aumenta la longevidad, reduce la inflamación y mejora la digestión. Ciertos estudios también han demostrado que el gen Sirt ayuda a proteger el sistema cardiovascular del cuerpo debido a su efecto antiinflamatorio. Aunque todavía faltan realizar más investigaciones para confirmar tales afirmaciones, las existentes parecen estar a favor de la dieta Sirtfood.

Capítulo uno:
Beneficios de la dieta Sirtfood

Según varios estudios, la dieta Sirtfood es muy beneficiosa para la salud. Estos son algunos de sus beneficios:

- Los activadores de sirtuina funcionan de manera tal que te permiten suprimir un apetito poco saludable, perder peso y desarrollar músculo. Esta es una de las principales razones por las que las mujeres de todo el mundo han probado esta dieta. Permite perder peso sin pasar hambre o saltarse comidas. Esta dieta también ayuda a sus seguidores a perder peso al tiempo que mantienen o desarrollan pérdida de masa muscular si siguen una rutina de ejercicios correcta. Te permitirá verte tonificada mientras pierdes peso en lugar de verte demasiado delgada o pálida.

Mientras que otras dietas de moda pueden resultar en una gran pérdida de músculo, esta dieta promueve el desarrollo de músculo.

- La dieta también tiene un efecto positivo en tu foco, concentración y memoria.

- Los Sirtfoods pueden ayudar a regular el azúcar en sangre. Algo beneficioso para las personas que padecen o corren el riesgo de sufrir enfermedades como la diabetes tipo 2. La dieta moderna, por otro lado, hace que las personas estén más propensas a problemas con el azúcar en sangre.

- La dieta Sirtfood protege el cuerpo contra el daño de los radicales libres. Estos causan un envejecimiento más rápido y también hacen que el cuerpo sea más propenso a desarrollar enfermedades como el cáncer. Varios estudios han demostrado que el consumo de más alimentos ricos en activadores de la sirtuina puede ayudar a reducir el riesgo de enfermedades crónicas. Frank Hu, profesor de la Universidad de Harvard, también respaldó este beneficio particular de la dieta.

- La dieta es mucho más flexible si se la compara con otras dietas. Tampoco hay que gastar mucho dinero en ingredientes caros. Solo debes consumir alimentos más saludables con alto contenido en activadores de sirtuina. Esto incluye alimentos como plátanos, tomates, cúrcuma, col rizada, etc., que son ingredientes fáciles de encontrar.

- Los alimentos activadores de la sirtuina beneficiarán tu salud aunque no sigas la dieta al pie de la letra. Con solo incorporar más Sirtfoods a tu dieta, aumentarás tu capacidad para quemar grasa y cosecharás otros beneficios de estos activadores de la sirtuina.

Los 10 mejores alimentos Sirt

Chocolate amargo

El chocolate amargo que tiene al menos un 70% de cacao sin procesar es un gran alimento Sirt. Es una rica fuente de flavonoides y es beneficioso para la salud en muchos sentidos. Si eres goloso, puedes comer un bocado de chocolate amargo para controlar los antojos mientras sigues la dieta. También ayuda a aumentar los niveles de serotonina y endorfinas en el cuerpo. El chocolate amargo tiene sustancias químicas que, se dice, reducen el riesgo de enfermedades cardíacas, derrames cerebrales e incluso la presión arterial.

Vino tinto

Un vaso de vino tinto al día es beneficioso para la salud, aunque más de esta cantidad hará más bien daño. El vino tinto tiene antioxidantes y también es antiinflamatorio. Se elabora a partir de las pepitas y las cáscaras de uva y contiene una gran cantidad de polifenoles. También contiene resveratrol, que es bueno para las mujeres. Estos contenidos en el vino tinto ayudan a reducir los niveles de colesterol malo, previenen la formación de coágulos y protegen los vasos sanguíneos. Siempre y cuando se consuma con moderación, el vino tinto es considerado un superalimento.

Cebollas

Las cebollas tienen un alto contenido de antioxidantes y, por lo tanto, estimulan el sistema inmunológico. Las cebollas también tienen mucha vitamina C. Son muy bajas en calorías pero añaden sabor a cualquier comida. Contienen quercetina, que es un compuesto que puede ayudar a proteger tu cuerpo contra ciertos tipos de cáncer.

Té verde

El té verde es una de las pocas bebidas aptas para la dieta Sirtfood. Es un superalimento con una gran cantidad de antioxidantes. Ayuda a proteger las células del cuerpo del daño. Las catequinas del té verde mejoran las tasas metabólicas y promueven la pérdida de peso. El té verde

Matcha es la forma más beneficiosa que se puede consumir y es muy popular en Japón.

Arándanos

Los arándanos son otro alimento con un alto contenido de antioxidantes. Tiene muchos beneficios, como reducir la inflamación, los signos de envejecimiento, los niveles de colesterol malo y también quemar grasa. Este Sirtfood es rico en fitonutrientes y puedes disfrutarlo como un bocadillo diario.

Café

En la dieta Sirtfood no tienes que eliminar el café, siempre y cuando no añadas aditivos como el azúcar. Una taza de café te dará energía y aumentará tu resistencia. También tiene el potencial de mejorar la función cerebral y proteger contra ciertas enfermedades.

Perejil

El perejil tiene una gran cantidad de clorofila, que tiene grandes propiedades antioxidantes. También contiene ácido alfa-linolénico, que reduce el riesgo de enfermedades cardíacas. El perejil es un gran ingrediente para aquellos que tienen artritis o muestran signos tempranos de ella. Contiene luteolina, que es buena para mantener la salud de los ojos.

Cúrcuma

La cúrcuma es un superalimento que tiene varias propiedades beneficiosas. Funciona como antiséptico y también es antiinflamatorio. Esta especia es rica en antioxidantes. La cúrcuma contiene un compuesto llamado curcumina, que le da el color amarillo y también ayuda a prevenir el cáncer, el Alzheimer y los coágulos de sangre.

Aceite de oliva

El aceite de oliva es un ingrediente apto para la dieta Sirtfood mejor que otros aceites refinados. Ayuda a reducir los niveles de colesterol malo. También contiene muchos ácidos grasos monoinsaturados, lo que ayuda a regular el azúcar en sangre y la insulina. Puede agregarse a las ensaladas o utilizarse para freír alimentos sin agregar demasiadas calorías a la ingesta diaria.

Otros ingredientes de la dieta Sirtfood son:

- los verdes como la col rizada, los espárragos, el bok choy o pak choi, el brócoli, los berros, las espinacas, el apio, el perejil

- las frutas como las moras, las ciruelas negras, las uvas moradas, los arándanos, las frambuesas, las fresas, las moras, las manzanas, el kiwi, los dátiles Medjool, los limones, las granadas

- los vegetales como los chalotes, las cebollas blancas, las alcaparras, las aceitunas, las alcachofas, la rúcula, el ajo, las cebollas moradas, las algas, la espirulina, el rábano picante, las setas crimini, la col, el pepino, el edamame, el tomate, el jengibre, los pimientos, las judías natto, la remolacha

- las especias como el chile, las alcaparras, el clavo, el comino, la canela

- las nueces y semillas como almendras, castañas, pecanas, pistachos, semillas de girasol, nueces

- las hierbas como el eneldo, el orégano, la salvia, el cebollino, la menta, el tomillo, la albahaca, el romero

- las bebidas como el café negro, el té verde, el agua, los jugos verdes frescos

- otros alimentos como la soja, el trigo sarraceno, la quinua, el aceite de oliva

Plan de dieta Sirtfood

Con la lista de los alimentos Sirt proporcionada arriba, puedes crear un plan de alimentación a medida mientras sigues la dieta Sirtfood.

Fase 1

Esta es la fase de hiperéxito. Durará siete días. Durante tres días, tienes que limitarte a 1000 calorías. Esos días, puedes tomar tres jugos verdes con una comida rica en alimentos Sirt. Durante los siguientes cuatro días, puedes consumir 1500 calorías. Esos días puedes disfrutar de dos comidas ricas en alimentos Sirt y dos jugos verdes.

Fase 2

Esta es la fase de mantenimiento. Durará 14 días y es durante esta fase que perderás peso de manera constante. Estos días consumirás un jugo verde y tres comidas ricas en alimentos Sirt.

Después de las dos fases

Una vez completadas las dos primeras fases de la dieta Sirtfood, puedes ser menos estricto en el seguimiento de la dieta. Las dos fases iniciales ayudan a poner en marcha sus efectos en tu cuerpo. Después de estas tres semanas, se te alienta a seguir consumiendo una dieta rica en alimentos Sirt junto con un vaso de jugo verde todos los días. Puedes usar la lista de alimentos Sirt para guiarte, además de las recetas del libro para inspirarte. Empezarás a observar una pérdida de peso sostenible durante las primeras semanas, pero si sigues consumiendo una dieta rica en alimentos Sirt, la pérdida de peso continuará. La dieta no es un plan aislado que tengas que dejar después de tres semanas para volver a tus viejos hábitos alimenticios. Dejarla de manera abrupta hará que vuelvas a engordar y también evitará que aproveches los otros beneficios de la dieta. Sin embargo, al incorporar una versión más simple de la dieta, con más alimentos Sirt en tus hábitos alimenticios regulares, podrás ver los beneficios a largo plazo.

Este es un ejemplo de un día en la dieta Sirtfood:

- Desayuno: yogur de soja cubierto con nueces picadas y bayas mixtas.

- Almuerzo: ensalada de col rizada, apio, perejil y manzana. Cúbrela con nueces. Rocía un poco de jugo de limón y aceite de oliva sobre la ensalada.

- Merienda: jugo verde hecho con apio, col rizada, manzana verde, jengibre, matcha, etc.

- Cena: fideos de alforfón hechos con col rizada y gambas salteadas.

Capítulo dos:
Dieta Sirtfood y ejercicio

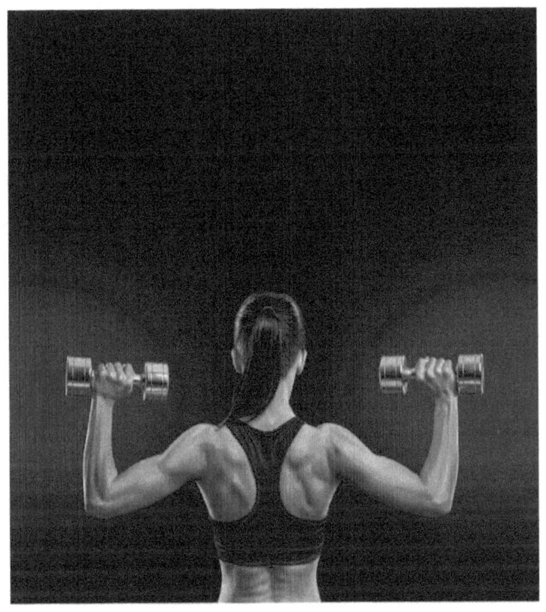

Si quieres ver resultados reales, no basta con cambiar tu dieta. Necesitas empezar a hacer ejercicio de manera regular para ayudar a tu cuerpo a quemar grasa, generar músculo y mantenerte sano durante más tiempo. Sentarte en el escritorio durante horas o seguir un estilo de vida sedentario solo te perjudicará.

El cuerpo humano necesita ejercicio adecuado para mantenerse funcional y en buena forma. Si comes mucho, pero tus niveles de actividad son bajos, el cuerpo no tiene forma de quemar energía. Así, la comida se almacena en forma de grasa y aumenta tu peso corporal. Por eso, un estilo de vida sedentario genera sobrepeso. Sin embargo, si estás activo a lo largo del día, el cuerpo quemará más energía y te ayudará a perder peso. Si haces ejercicio mientras sigues las dietas de las sirtuinas, puedes aumentar el proceso de quema de grasa ya iniciado por las sirtuinas.

Sin embargo, es mejor reducir o dejar de hacer ejercicio durante la primera fase de la dieta Sirtfood. Esto se debe a que la ingesta de pocas calorías puede no ser suficiente para que tengas energía para un alto nivel de actividad. Hacer ejercicio aumentará el riesgo de experimentar mareos y fatiga. Puedes aumentar tu actividad en la tercera semana y hacer ejercicio normal después de las dos primeras fases de la dieta.

Si deseas llevar una vida saludable, el ejercicio debe formar parte de tu rutina diaria. No es necesario hacer ejercicio todos los días de la semana, aunque se recomienda por lo menos cinco días. Tampoco es necesario seguir un régimen de entrenamiento extremadamente duro. Distintas formas de ejercicio te permitirán quemar el peso extra. Nadar, correr, montar en bicicleta y practicar deportes como el baloncesto o el tenis son una excelente forma de quemar muchas calorías en poco tiempo. También puedes alternar con ejercicios más livianos como una caminata o algo de yoga, que es de ritmo lento pero muy efectivo.

Si en verdad quieres que tu cuerpo entre en el modo de quemar grasa, existen rutinas de entrenamiento excelentes que puedes seguir en línea o ingresando en un gimnasio. Siempre y cuando mantengas tu cuerpo en movimiento, podrás quemar calorías. Si te saltas algunos días de ejercicio, no permitas que eso te desmotive. Siempre puedes volver a encarrilarte. Los alimentos Sirt te ayudarán a ver los resultados rápido y eso funcionará como una motivación para ayudarte a seguir un estilo de vida más saludable.

Mientras haces ejercicio, debes asegurarte de agregar proteínas a tu dieta. Toma algo de proteína una hora después de terminar tu entrenamiento. Aunque el ejercicio puede causarle dolor y tensión a tus músculos, la proteína ayudará a repararlos y a en su recuperación. Las recetas con una cantidad alta de proteínas son perfectas para una merienda o una comida después del entrenamiento. Por ejemplo, puedes preparar chili con carne Sirt o una ensalada con pollo y vegetales. Si prefieres un batido después del entrenamiento, mezcla los vegetales con arándanos y añade una cucharada de proteína en polvo. Depende de ti elegir el tipo de entrenamiento que prefieres.

La dieta Sirtfood te ayudará a cambiar tus hábitos alimenticios, quemar grasa y mejorar tu salud en general. Quizás la dieta te parezca un desafío en la fase inicial, pero se vuelve mucho más fácil después. El único detalle al que debes prestar atención es a incluir alimentos Sirt en tu dieta. Tu cuerpo tardará un poco en adaptarse, por lo que tienes que ser amable contigo mismo. No hagas demasiado ejercicio ni te esfuerces durante este período. Puedes implementar una rutina de entrenamiento de a poco y aumentar el nivel de intensidad después de las dos primeras semanas. Este cambio en la dieta, junto con el ejercicio regular, te ayudará a perder peso, aumentar tus niveles de energía a lo largo del día y dormir mejor por la noche. La efectividad de la dieta difiere en cada individuo y también depende de cuánto se esfuerce para ver los resultados.

Ejercicios de peso corporal

Si prefieres trabajar en casa sin equipo o ir al gimnasio, los ejercicios de peso corporal son muy efectivos. Han sido probados por muchos expertos en fitness y te ayudan a quemar grasa mientras generas músculo. A diferencia de las pesas reales, estos ejercicios no harán que tu cuerpo se agrande de una manera no deseada. En cambio, observarás cómo tu cuerpo se tonifica lentamente y recupera su forma.

El entrenamiento con peso corporal tiene muchos beneficios:

- Acelerará la pérdida de peso

- Ralentiza el proceso de envejecimiento

- Te ayudará a mejorar tu rendimiento en cualquier deporte

- Aumentará la confianza en ti mismo

- Ayuda a reducir los cambios de humor

- Reducirá el riesgo de enfermedades

- Se puede hacer en cualquier lugar y momento

- Ayuda a mejorar la movilidad, la fuerza y la estabilidad

Antes de comenzar el entrenamiento con peso corporal, una buena idea es planificar la sesión de ejercicios. Primero, tienes que decidir la frecuencia de tus sesiones de entrenamiento. Anota el número de series o repeticiones que quieres hacer de un ejercicio en particular. La intensidad del entrenamiento también variará.

Una sesión de entrenamiento de alta intensidad a intervalos será extremadamente intensa, pero durará unos 20 minutos. Una sesión de entrenamiento de baja intensidad debe ser de mayor duración para compensar el menor nivel de actividad. En general, debes tratar de entrenar de 3 a 5 veces por semana. Esto significa que te ejercitarás de 3 a 5 horas por semana. Al menos dos de estos entrenamientos deben centrarse en el entrenamiento de la fuerza. También debes hacer un entrenamiento cardiovascular de moderado a intensivo durante cada sesión. Si deseas utilizar la dieta Sirtfood y el entrenamiento de peso corporal para maximizar la pérdida de peso, debes esforzarte más para quemar más calorías.

Aunque el entrenamiento a intervalos de alta intensidad es excelente para perder peso, no debe realizarse todos los días. Alterna estas sesiones con ejercicios de menor intensidad. Debes ajustar tu dieta para asegurarte de consumir la cantidad de calorías que realmente necesitas. La pérdida de peso requiere un déficit de calorías pero de una manera saludable. Si llevas una dieta equilibrada, con un buen régimen de entrenamiento y sueño adecuado, tu salud mejorará en poco tiempo.

Los siguientes son ejercicios de peso corporal para regiones específicas de tu cuerpo:

Todo el cuerpo

- Tijeras

- Rodillas altas

- Escaladores

- 4 cuentas de burpees

- Burpees planos

- Star jacks

- Saltos Tuck

Abdominales

- Tablón alto

- Tablón lateral alto

- Tablón bajo

- Tablón lateral bajo

- Sit-ups o sentadillas

- Abdominales Crunch

- Crunch de bicicleta

- Elevación de las cuatro extremidades

- Levantamiento de piernas

- Patadas de tijera

- Limpiaparabrisas

Espalda

- Superman

- Jalón de Superman

- Puente

- Elevación de las cuatro extremidades

- Tablón bajo

- Puente con una sola pierna

- Prono X

- Levantamiento de una sola pierna

- Deslizadores laterales de pared

Pecho

- Flexiones

- Flexiones de rodilla

- Flexiones amplias

- Flexiones cocodrilo

- Flexiones Comando

- Flexiones de Plyo

- Flexiones de una sola pierna

Glúteos

- Abducción de cadera

- Cruce de piernas dobladas

- Puente

- Puente de una sola pierna

- Arremetida con reverencia
- Patadas de burro
- Sentadillas de pistola
- Saltos laterales
- Sentadillas Plie
- Levantamiento de pierna para abductores

Brazos y hombros

- Bajadas del tríceps
- Flexiones de carpa
- Flexiones en pica con una sola pierna
- Flexiones de rodilla
- Flexiones estrechas
- Flexiones inclinadas de pared

Pantorrillas

- Levantamiento de pantorrilla
- Levantamiento de pantorrilla hacia adentro
- Levantamiento de pantorrilla hacia afuera

Piernas / Muslos

- Sentadillas

- Sentadillas con salto

- Sentadillas pequeñas

- Sentadillas Pistol

- 180 sentadillas con salto

- Estocadas laterales

- Estocadas hacia atrás

- Estocadas con salto

- Sentadillas SL

- Sentadillas en la pared

- Estocadas hacia adelante

- Estocadas de reverencia

- Peso muerto con una pierna

Puedes buscar cualquiera de estos ejercicios en línea para obtener instrucciones o incluso videos que te guíen. Solo asegúrate de seguir las pautas para practicarlos de la manera correcta y no lesionarte. Además, recuerda calentar antes de tu entrenamiento y estirar una vez que hayas terminado. Si no lo haces, terminarás cansado e incluso puedes lesionarte. Recuerda no esforzarte demasiado al inicio. Con el tiempo, podrás aumentar la intensidad y la duración de tus entrenamientos. Recuerda concentrarte en todo el cuerpo; no hagas ejercicios para una parte específica del cuerpo durante mucho tiempo. La concentración en todo el cuerpo te ayudará a tonificar todo el cuerpo y perder peso de manera proporcionada. Con el aumento en la ingesta de los alimentos Sirt y el entrenamiento de peso corporal, tu cuerpo estará en su peso ideal y saludable muy pronto.

Capítulo tres:
El estilo de vida Sirtfood

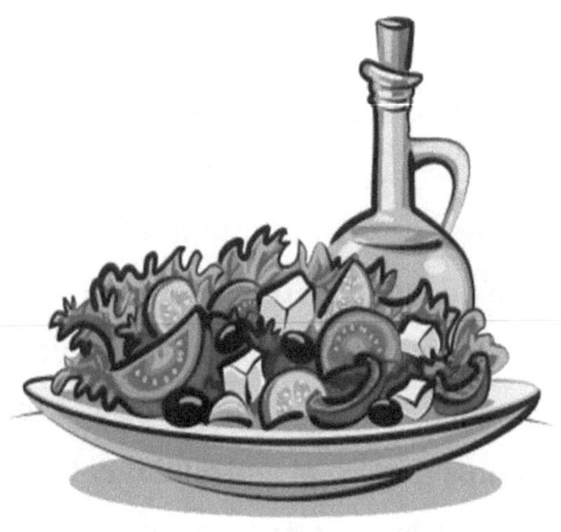

Como ya habrás comprendido, la dieta Sirtfood es más bien un estilo de vida. Necesitas ajustar tu dieta y también hacer ejercicio de manera regular para ver que funciona. Sin embargo, hay otros cambios pequeños que tendrás que tener en cuenta. Si puedes implementar todos los consejos dados aquí, seguirás el estilo de vida Sirtfood con éxito.

Actitud mental

No esperes el momento perfecto para empezar la dieta. Una vez que hayas leído este libro, sabrás lo suficiente para empezar. Cuanto antes empieces, más rápido verás los resultados. Si te demoras, el momento ideal no llegará nunca. Necesitas estar decidido a prestarte atención a ti mismo durante las tres semanas completas de la dieta. Una vez que lo hayas logrado, recuerda seguir las pautas básicas incluso después de las tres semanas. Tu mentalidad jugará un papel importante en esto. Solo tú puedes esforzarte para llevarlo a cabo.

Dormir correctamente

Tener un horario de sueño saludable es crucial para un cuerpo sano y un estilo de vida saludable. Necesitas fijar una hora para acostarte y otra despertarte todos los días. No sirve la excusa de tener mucho trabajo para quedarte despierto hasta tarde. Puedes hacerlo levantándote temprano. Las personas con un horario poco adecuado de sueño tienden a tener malos hábitos alimenticios, antojos poco saludables y a aumentar de peso más rápido. Si duermes mejor, tendrás más energía durante el día y eso también te ayudará a tomar mejores decisiones para tu salud.

Controla tus porciones

Esta dieta no dicta el tamaño de las porciones, pero es necesario comer de manera correcta. Si comes demasiado, dañarás tu cuerpo. Elige un plato más pequeño, de esta manera te sentirás satisfecho con solo ver el plato lleno de comida en lugar de uno grande con más comida. Comer despacio también te ayudará a prestarle más atención a la señal que tu cerebro te envía cuando estás satisfecho. Si comes demasiado rápido, terminarás ingiriendo mucho más de lo que realmente necesitas para satisfacer tu hambre. Controlar las porciones también te ayudará a tener más control sobre el consumo de calorías.

Red de apoyo

Si te resulta difícil seguir una dieta, consigue que

alguien lo haga contigo, o que te mantenga motivado. Tener una red de apoyo será alentador e incrementará la probabilidad de que sigas la dieta.

Estos consejos pueden ser sencillos, pero son algo que muchas personas no siguen en su vida diaria. Ser más consciente de tu estilo de vida te ayudará a mejorar tu calidad de vida.

Precauciones

Como en cualquier dieta nueva, debes tener precaución cuando empieces la dieta Sirtfood. La primera fase de la dieta reducirá en gran medida la cantidad de calorías que consumes en un día, algo que es motivo de preocupación para algunas personas. Quizás te preguntes si tu cuerpo estará recibiendo la nutrición y la energía adecuadas si comes de esa manera. Sin embargo, esta ingesta reducida de calorías es solo por un par de días y, por lo tanto, no tendrá ningún impacto serio en tu salud. Solo será motivo de preocupación si tienes ciertas condiciones de salud subyacentes que requieren que comas de una manera específica que no condice con la dieta Sirtfood.

Por ejemplo, la dieta provoca cambios en los niveles de azúcar en sangre de una manera que podría ser perjudicial para los pacientes con diabetes tipo 2. Por eso es importante consultar primero con un profesional médico para estar segurote de que podrás seguir la dieta. Incluso el médico puede ayudarte a ajustar la dieta de una forma más adecuada para tu cuerpo. Si no tienes problemas de salud, lo único que tienes que combatir en la primera fase son el hambre y los antojos. A las personas que tienden a comer mucha cantidad de comida o a consumir demasiada azúcar les resultará difícil hacer el cambio de manera repentina. Sin embargo, esta restricción calórica es fácil de superar ya que dura pocos días.

Otra razón por la que podrías sentir hambre es que consumirás muchos jugos que carecen de la fibra que te ayuda a mantenerte satisfecho. Los otros efectos secundarios de esta dieta son de corta duración y no son motivo de preocupación.

Es posible que experimentes mareo, irritabilidad o fatiga por la restricción de calorías. Dado que la dieta dura solo tres semanas, no experimentarás ningún impacto serio en tu salud, incluso si percibes estos efectos secundarios. Muchas personas superan estos efectos secundarios y pueden hacer la transición a la dieta Sirtfood sin demasiado esfuerzo. Lo único para lo que necesitas estar preparado al inicio es para combatir los antojos o el hambre.

Capítulo cuatro:
Recetas para el desayuno

Frittata de coliflor y col rizada con jugo verde

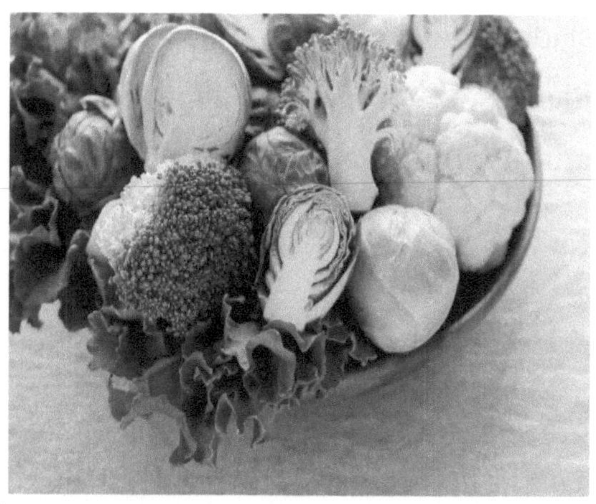

Tiempo de preparación: 10 minutos

Tiempo de cocción: 25 minutos

Porciones: 4

Valores nutricionales por porción: ¼ ración con un vaso de jugo

Frittata | Jugo verde

Calorías – 153,1 | Calorías - 101

Grasas – 5,9 g | Grasas - 1 g

Carbohidratos - 6,1 g | Carbohidratos - 21 g

Proteínas - 19,6 g | Proteínas - 5 g

Ingredientes:

<u>Para la frittata:</u>

- 2 tazas de coliflor picada

- 4 huevos grandes

- 12 claras de huevo grandes

- 2 cucharadas de leche

- 2 tazas de col rizada rallada, desecha las costillas y los tallos duros antes de picar.

- ½ cucharadita de ajo en polvo

- 3 cucharaditas de queso parmesano rallado

- ½ taza de agua

- Pimienta a gusto

- 1 cucharadita de tomillo seco

- Sal a gusto

<u>Para el jugo verde:</u>

- 300 grs de hojas de col rizada

- Un puñado de perejil

- 2 manzanas verdes descarozadas en rodajas

- Jugo de 2 limones

- 130 grs de rúcula

- 8 ramitas de apio picadas

- Jengibre en rodajas de 5 cm

- 2 cucharaditas de polvo de té verde matcha

Preparación:

1. Reúne todos los ingredientes para el jugo verde y déjalos a un lado.

2. Para hacer la frittata: coloca una sartén de hierro o una sartén para horno a fuego medio-alto.

3. Coloca la coliflor en la sartén. Vierte agua y cocina hasta que esté tierna.

4. Mientras, bate en un tazón los huevos, las claras, la sal, la pimienta y la leche. Puedes usar un batidor eléctrico. Bate la mezcla hasta que quede bien espumosa, al menos 2 o 3 minutos.

5. Añade el ajo en polvo, la col rizada y el tomillo a la sartén y revuelve bien. Una vez que la col rizada se marchite, retira los vegetales de la sartén y colócalas en el bol con la mezcla de huevo. Revuelve bien.

6. Rocía la sartén con rocío vegetal y vierte la mezcla de huevo. No revuelves todavía.

7. Esparce el queso parmesano encima. Tapa la sartén. Cocina hasta que se vea firme en los bordes. Apaga el fuego.

8. Mientras, coloca el horno en modo asado. Coloca la parrilla 15 cm debajo del calefactor, precalienta el horno a fuego alto.

9. Pon la sartén en el horno y asa hasta que se asiente en el medio. Debería llevar de 7 a 10 minutos.

10. Retira la sartén del horno y déjela enfriar 5 minutos. Corta en 4 porciones iguales.

11. Mientras se enfría la frittata, has el zumo verde poniendo en un exprimidor la col rizada, el perejil, la lechuga, el jengibre, las manzanas y el apio.

12. Añade el jugo de limón y el polvo de té verde matcha y revuelve.

13. Viértelo en 4 vasos y sírvelo junto con la frittata.

Muffins de arándanos y trigo sarraceno con batido de café

Tiempo de preparación: 10 minutos

Tiempo de cocción: 17 minutos

Porciones: 5

Valores nutricionales por porción: 1 muffin con 1 batido

Muffin | Smoothie

Calorías - 150 | Calorías - 148

Grasas - 8 g | Grasas – 8,4 g

Carbohidratos - 17 g | Carbohidratos - 17 g

Proteínas - 3 g | Proteínas - 4,2 g

Ingredientes:

Para los muffins, ingredientes secos:

- ¼ taza de harina de trigo sarraceno
- 1 cucharada de harina de arrurruz
- 3 cucharadas de harina de almendras
- ½ cucharadita de polvo de hornear

- 1 cucharadita de azúcar de coco

- ¼ cucharadita de sal marina

<u>Para los muffins, ingredientes húmedos:</u>

- 1 huevo

- 1 cucharada de miel

- ½ taza de arándanos, frescos o congelados +10 - 12 extra para cubrir

- ½ plátano maduro pequeño triturado

- 2 cucharadas de mantequilla derretida

- ¼ cucharadita de extracto de vainilla

<u>Para los muffins, cobertura de streusel:</u>

- ½ cucharada de almendras cortadas

- ¼ cucharada de azúcar de coco

- ¼ cucharadita de canela molida o en polvo

- ¼ cucharada de harina de trigo sarraceno

- ¼ cucharada de mantequilla derretida

- Una pequeña pizca de sal marina

<u>Para el batido de café:</u>

- 5 cucharadas de café molido (no use café instantáneo)

- 2 ½ cucharaditas de extracto de vainilla

- 1 ¼ tazas de café preparado frío

- 5 cucharadas de miel pura

- 4 ½ tazas de leche de almendras sin azúcar

- 2 ½ plátanos maduros, en rodajas congeladas

- Cubos de hielo, cantidad necesaria

Preparación:

1. Precalienta el horno a 350°F o 180 C°.

2. Para hacer los muffins: coloca todos los ingredientes secos, es decir, harinas, azúcar de coco, sal y polvo de hornear en un tazón y mezcla bien.

3. Pon el huevo, la miel, el plátano y la vainilla en otro tazón y bate hasta que estén bien mezclados. Vierte esta mezcla

en el tazón de los ingredientes secos y bate hasta que estén unidos, asegurándote de no mezclarlos demasiado.

4. Añade los arándanos y pliega suave.

5. Engrasa 5 tazas para muffins con un poco de aceite de oliva en aerosol.

6. Divide la masa entre las tazas.

7. Para hacer el topping del streusel: añade las almendras, el azúcar, la harina de trigo sarraceno, la canela, la mantequilla y la sal en un bol y mezcla todo bien. Esparce esta mezcla sobre la masa. Coloca 2 o 3 arándanos encima, en cada taza.

8. Coloca las tazas para muffins en el horno y hornea durante 20 minutos. Puedes comprobar su cocción insertando un palillo en el centro de los panecillos. Cuando saques el palillo, no debe tener ninguna partícula pegada. Si hay partículas pegadas, hornea unos minutos más.

9. Una vez horneados, saca las tazas de los muffins del horno y déjalas enfriar.

10. Pasa un cuchillo por los bordes para aflojarlos. Colócalos en un plato.

11. Unos minutos antes de servir, prepara el batido. Para ello, coloca el café molido, el café preparado, la leche, los cubos de hielo, la vainilla, la miel y el plátano en una licuadora.

12. Licua hasta que quede suave.

13. Viértelo en 5 vasos y sírvelos junto con los muffins.

Tazones de burrito de tofu para el desayuno

Tiempo de preparación: 15 minutos

Tiempo de cocción: 30 minutos

Porciones: 2

Valores nutricionales por porción:

Calorías – 579,2

Grasas – 39,6 g

Carbohidratos - 59,2 g

Proteínas - 22 g

Ingredientes:

<u>Para el revuelto de tofu:</u>

- 2 cucharadas de aceite de oliva

- Sal a gusto

- 260 grs onzas de tofu extra firme escurrido en cubos

- Pimienta a gusto

- 1 cucharadita de ajo en polvo

- 1 cucharadita de cebolla en polvo

- 2 cucharaditas de jugo de limón fresco

Para las judías:

- 2/3 de taza de cebolla morada finamente picada

- ¾ cucharada de aceite de oliva

- Sal a gusto

- ¼ cucharadita de cúrcuma en polvo

- 1 chile jalapeño picado, sin semillas

- 2 dientes de ajo pelados y picados

- 1 cucharadita de comino molido

- 1 1/3 tazas de tomates picados

- Un puñado de cilantro fresco picado

- 2/3 de lata (de una lata de 440 grs) de judías negras escurridas, enjuagadas

Para servir:

- 1 taza de patatas cocidas y doradas

- Jugo de limón para rociar

- 2/3 de aguacate pelado, sin carozo, en rodajas

- Salsa picante a gusto

- Un puñado de cilantro fresco picado

Preparación:

1. Coloca una sartén pesada a fuego medio-alto. Añade 1 ½ cucharadas de aceite. Una vez que el aceite esté caliente, agrega el tofu, la sal y la pimienta y cocina hasta que dore. Revuelve con frecuencia.

2. Agrega la cúrcuma en polvo, el ajo en polvo y la cebolla en polvo y revuelve durante unos minutos.

3. Agrega ½ cucharada de aceite y el jugo de limón y mezcla bien. Apaga el fuego pasados 5 minutos. Revuelve con frecuencia durante ese tiempo.

4. Para las judías: coloca otra cacerola a fuego medio-alto. Es mejor usar una cacerola de fondo grueso.

5. Vierte aceite en ella. Cuando el aceite esté caliente, agrega la cebolla, la sal y los jalapeños y cocina hasta que la cebolla se vuelva rosada.

6. Añade el ajo y saltéalo unos segundos hasta que sientas un aroma agradable en el aire.

7. Añade el comino y los tomates. Agrega un poco de sal a gusto. Cocina hasta que los tomates estén blandos.

8. Añade el jugo de limón y el cilantro. Cocina un par de minutos.

9. Añade las judías y caliéntalas bien, revolviendo con frecuencia.

10. Para montar: divide las patatas en dos tazones. Divide las judías en los tazones sobre las patatas.

11. Esparce el aguacate encima. Rocía el jugo de limón y la salsa picante. Adorna con cilantro y sirve.

Huevos benedictinos de salmón ahumado con café helado

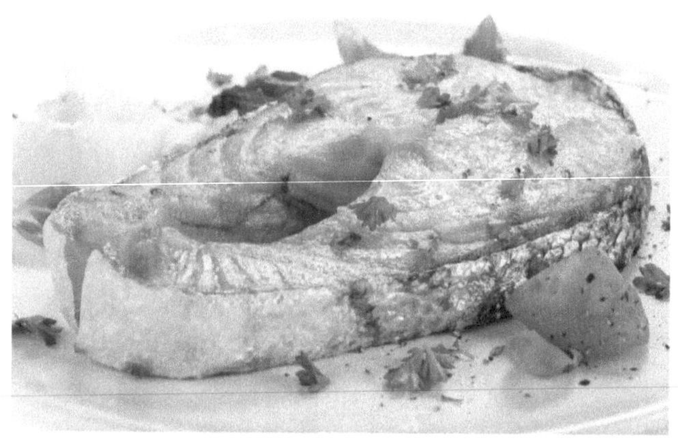

Tiempo de preparación: 35 minutos

Tiempo de cocción: 5 minutos

Porciones: 4

Valores nutricionales por porción:

Huevos Benedictinos | Café helado.

Calorías - 388 | Calorías - 28

Grasas - 17,2 g | Grasas - 1,3 g

Carbohidratos - 31,5 g | Carbohidratos - 1 g

Proteínas - 350 g | Proteínas - 0,6 g

Ingredientes:

<u>Para los huevos benedictinos de salmón ahumado:</u>

- 8 huevos grandes
- ½ taza de queso crema
- 4 cucharaditas de alcaparras
- Pimienta a gusto
- 4 panecillos ingleses cortados al medio
- 170 grs de salmón ahumado
- 1 cebolla morada cortada en rodajas finas

<u>Para la salsa holandesa de limón:</u>

- 4 yemas de huevo grandes
- ¼ taza de mantequilla
- Sal a gusto
- 4 cucharadas de agua
- 4 cucharaditas de jugo de limón fresco

<u>Para el café helado:</u>

- 1 taza de café frío preparado

- Cubos de hielo, cantidad necesaria

- 1 taza de leche a elección

- 2 cucharaditas de extracto de vainilla

Preparación:

1. Para hacer la salsa holandesa: mezcla las yemas y el agua en una cacerola.

2. Enciende una llama media-alta.

3. Mantén la sartén 2 centímetros por encima de la llama y bate constantemente hasta que esté caliente.

4. Bate la mantequilla. Sigue batiendo hasta que la salsa espese. Asegúrate de no colocar en ningún momento la sartén sobre el quemador.

5. Añade el jugo de limón y sal a gusto y bate bien. Ahora coloca la cacerola en la mesada.

6. Para escalfar los huevos: vierte agua en una cacerola y coloca la cacerola a fuego alto.

7. Cuando empiece a hervir, baja la llama y rompe los huevos en la cacerola. Escalfa durante 4 minutos.

8. Mientras, tuesta los panecillos en una tostadora hasta que estén crujientes. Esparce el queso crema sobre la parte cortada de los panecillos y una cantidad igual de salmón en la mitad inferior de cada uno de los panecillos.

9. Retira los huevos de la olla y coloca un huevo sobre el salmón. Cubre con la mitad superior de los panecillos y sirve con café helado.

10. Para hacer café helado: separa la leche, el café y la vainilla en dos vasos altos. Revuelve bien.

11. Añade cubos de hielo y sirve.

Receta de tazas de huevo y col rizada

Tiempo de preparación: 10 minutos

Tiempo de cocinar: 35 minutos

Porciones: 6

Valores nutricionales por porción: 1 taza

Calorías - 146

Grasas - 8 g

Carbohidratos - 10 g

Proteínas - 10 g

Ingredientes:

- ½ cucharada de aceite de oliva

- 2 dientes de ajo, pelados y picados.

- 110 grs de salchichas de pollo calientes

- Sal a gusto

- 1 taza de col rizada

- 3 huevos o ¾ taza de sustituto de huevo

- ½ cebolla morada mediana, finamente picada

- 110 grs de hongos cortados en rodajas finas

- 15 grs de tomates secados al sol, finamente picados

- 110 grs de queso feta desmenuzado

- Pimienta a gusto

Preparación:

1. Precalienta el horno a 350°F o 180° C.

2. Prepara 6 tazas para panecillos rociándolos con rocío vegetal.

3. Coloca una sartén a fuego medio. Añade aceite. Cuando el aceite esté caliente, agrega la cebolla y cocínala hasta que esté rosada.

4. Añade el ajo y cocina un minuto.

5. Añade los champiñones y revuelve. Cocina hasta que estén ligeramente dorados.

6. Añade la salchicha y cocina hasta que dore, demenuzándola al tiempo que se cocina.

7. Agrega los tomates secos y la col rizada y cocina un par de minutos.

8. Retira la cacerola del fuego. Añade el queso feta y mézclalo bien.

9. Divide la mezcla en las tazas para panecillos ya preparadas.

10. Añade un huevo batido en cada taza. Agrega sal y pimienta a gusto y revuelve ligeramente.

11. Pon los panecillos en el horno y hornéalos de 25 a 30 minutos. Para la comprobación, inserta un palillo en el centro de los panecillos. Si al levantar el palillo no tiene ninguna partícula pegada, entonces está bien cocido. Si tiene partículas, hornea unos minutos más.

12. Una vez horneados, saca los moldes de los

panecillos del horno y déjalos enfriar unos minutos.

13. Retira los panecillos de las tazas.

14. Sirve caliente.

Capítulo cinco:
Recetas para el almuerzo

Ensalada de col rizada, quinua y aguacate con vinagreta de limón Dijon

Tiempo de preparación: 25 minutos

Tiempo de cocción: 15 minutos

Porciones: 2

Valores nutricionales por porción:

Calorías – 342,5

Grasas – 20,3 g

Carbohidratos - 35,4 g

Proteínas - 8,9 g

Ingredientes:

<u>Para la ensalada:</u>

- 1/3 de taza de quinua

- ½ manojo de col rizada demenuzada: descartar los tallos duros

- ¼ taza de pepino picado

- 1 cucharada de cebolla morada picada

- 2/3 de taza de agua

- ¼ de aguacate pelado, sin carozo, cortado en cubos

- 3 cucharadas de pimiento rojo picado

- ½ cucharada de queso feta desmenuzado

Para el aderezo:

- 2 cucharadas de aceite de oliva

- ¾ cucharada de mostaza de Dijon

- Pimienta a gusto

- 1 cucharada de jugo de limón

- Sal a gusto

Preparación:

1. Para cocinar la quinua: Pon la quinua y el agua en una cacerola. Coloca la cacerola a

fuego medio-alto. Una vez que comience a hervir, baja el fuego a medio-bajo y cocina tapada hasta que se seque. Apaga el fuego y deja que enfríe.

2. Mientras, cocina al vapor la col rizada. Para ello, vierte 20 ml de agua en la cacerola. Coloca la cacerola a fuego medio. Cuando empiece a hervir, coloca la col rizada y cocina al vapor.

3. Cúbrela y cocina de 45 a 60 segundos. Distribuye la col rizada en una bandeja para servir.

4. Distribuye la quinua con un tenedor y extiéndela sobre la col rizada. Esparce pimiento, aguacate, cebolla, pepino y queso feta encima.

5. Para hacer el aderezo: pon aceite, mostaza de Dijon, pimienta, jugo de limón y sal en un tazón.

6. Bate hasta que emulsione.

7. Coloca el aderezo sobre la ensalada y sirve.

Ensalada de col rizada con manzanas y pollo

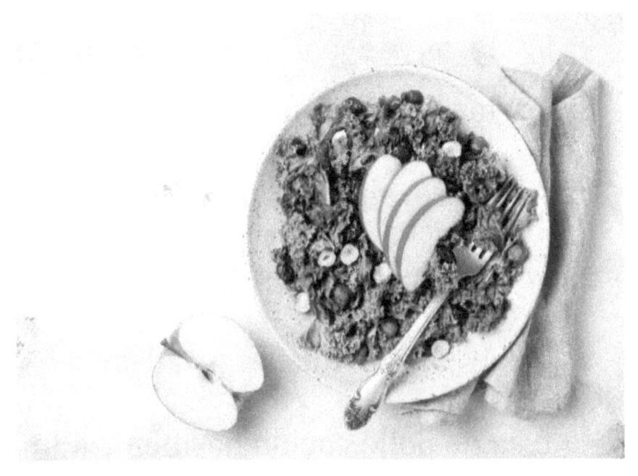

Tiempo de preparación: 10 minutos

Tiempo de cocción: 20 minutos

Porciones: 2

Valores nutricionales por porción:

Calorías - 362

Grasas - 21 g

Carbohidratos - 28 g

Proteínas - 19 g

Ingredientes:

<u>Para la ensalada:</u>

- 2 ½ tazas de col rizada desmenuzada, descartar los tallos duros

- ½ manzana, sin carozo, en cubitos

- 2 cucharadas de pasas de uva

- 2 cucharadas de nueces picadas

- ¾ taza de pollo cocido desmenuzado

- 2 cucharadas de cerezas secas

- 1 cebolla morada pequeña cortada en rodajas finas

<u>Para la vinagreta de sidra de manzana:</u>

- 3 cucharadas de aceite de oliva extra virgen

- ½ cucharada de miel

- Sal a gusto

- 2 dientes de ajo pequeños, pelados y picados.

- 2 cucharadas de vinagre de sidra de manzana

- ¼ cucharadita de mostaza de Dijon

- Pimienta a gusto

Preparación:

1. Para hacer el aderezo: coloca el aceite, la miel, la sal, el ajo, el vinagre, la mostaza y la pimienta en un tarro pequeño.

2. Sujeta la tapa y agítalo con energía hasta que esté bien mezclado. Deja a un lado para que los sabores se fusionen.

3. Coloca la col rizada en un recipiente para servir. Añade el pollo, las cerezas secas, la cebolla, la manzana, las pasas y las nueces y mezcla bien.

4. Vierte la vinagreta de sidra de manzana sobre ella. Mezcla bien.

5. Coloca igual cantidad en dos platos y sirve.

Penne de pollo y vegetales con pesto de perejil y nueces

Tiempo de preparación: 10 minutos

Tiempo de cocción: 20 minutos

Porciones: 2

Valores nutricionales por porción: ½ receta

Calorías - 514

Grasas - 26,6 g

Carbohidratos - 43,4 g

Proteínas - 31,4 g

Ingredientes:

- 1/3 taza de nueces picadas

- 1 diente de ajo pelado

- Pimienta a gusto

- 3 cucharadas de queso parmesano rallado

- 85 grs de pasta penne o fusilli de trigo integral.

- 110 grs de ramilletes de coliflor

- ½ taza de hojas de perejil

- Sal a gusto

- 1 cucharada de aceite de oliva extra virgen

- 110 grs de pechugas de pollo desmenuzadas o picadas

- 110 grs de judías verdes cortadas a la mitad en sentido transversal

Preparación:

1. Llena una olla con agua hasta la mitad y colócala a fuego alto. Cuando hierva, añade la pasta y hierve 4 minutos.

2. Añade la coliflor y las judías verdes. Una vez que la pasta esté al dente, escúrrela en un colador. Guarda ½ taza del agua de la pasta cocida.

3. Mientras se cocina la pasta, coloca las nueces en un recipiente para microondas y cocínalas a temperatura máxima hasta que se tuesten ligeramente. También puedes tostarlas en una sartén a fuego medio-bajo.

4. Deja que las nueces se enfríen por completo. Conserva algunos trozos de nueces para adornar. Usa las nueces restantes para hacer el pesto.

5. Para hacer el pesto: coloca las nueces, el ajo, el perejil, la pimienta y la sal en una licuadora y licua hasta que estén bien mezclados.

6. Con la licuadora en marcha, vierte el aceite y licua hasta que quede homogeneizado.

7. Añade el queso parmesano y licúa hasta que esté bien unido.

8. Pon el pesto en un tazón. Añade el pollo y un poco del agua de la cocción. Mezcla bien.

9. Añade la pasta y mezcla bien.

10. Sirve adornado con nueces.

Tarta de polenta de achicoria, salchicha y aceitunas negras

Tiempo de preparación: 10 minutos

Tiempo de cocción: 35 minutos

Porciones: 2

Valores nutricionales por porción: ½ tarta

Calorías - 432

Grasas - 33 g

Carbohidratos - 14 g

Proteínas - 19 g

Ingredientes:

- Jugo de ½ naranja

- Cáscara de ½ naranja, rallada

- 1 - 2 cabezas de achicoria roja, cortadas por la mitad

- 100 grs de polenta de cocción rápida

- ½ cubo de caldo de vegetales o pollo

- 2 tazas de agua hirviendo

- 100 grs de queso Taleggio o mozzarella cortado en rodajas finas, en trozos pequeños.

- 2 - 3 cucharadas de aceitunas negras descarozadas y cortadas por la mitad

- 2 salchichas italianas sin piel desmenuzadas

- 1 cucharadita de miel

- Aceite de oliva extra virgen para salpicar

- Escamas de chile rojo a gusto

- Condimento de tu elección

Preparación:

1. Precalienta el horno a 350°F o 180° C.

2. Pon la miel y el jugo de naranja en una cacerola y coloca la cacerola a fuego medio-bajo.

3. Cocina a fuego lento hasta que esté ligeramente espeso. Incorpora la achicoria y cocina algunos minutos. Da vuelta la

achicoria a la mitad de la cocción. Apaga el fuego y deja que la achicoria se enfríe. Luego corta la achicoria en mitades.

4. Prepara una bandeja para hornear y fórrala con papel pergamino o manteca. Cúbrelo con aceite.

5. Coloca agua hirviendo y un cubo de caldo en una cacerola. Coloca la cacerola a fuego medio. Agrega la polenta y cocina hasta que esté espesa. Bate constantemente hasta que esté bien espesa.

6. Apaga el fuego y esparce la mezcla en la bandeja para hornear ya preparada. Debe tener 2,5 cm de espesor.

7. Esparce los cubos de queso sobre la polenta. A continuación, coloca los trozos de achicoria. Ahora esparce la salchicha, la cáscara de naranja y las aceitunas sobre la capa de achicoria.

8. Espolvorea el condimento y el chile rojo encima. Rocía con aceite.

9. Coloca la bandeja en el horno y hornea unos 20 minutos.

10. Ahora pon el horno en modo asar y hornea 4 - 5 minutos, hasta que la salchicha se dore.

11. Retira la bandeja del horno y déjala enfriar 15 minutos.

12. Corta en mitades.

13. Sirve.

Sopa de apio y patatas

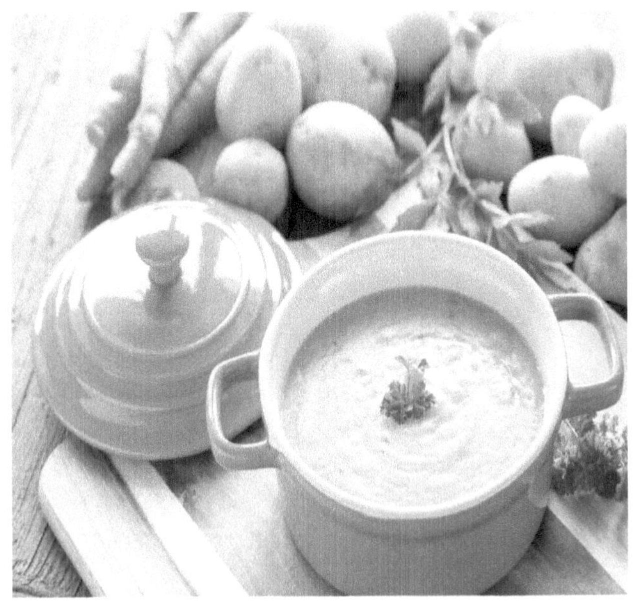

Tiempo de preparación: 20 minutos

Tiempo de cocción: 30 minutos

Porciones: 8

Valores nutricionales por porción: 272 grs

Calorías - 316,6

Grasas – 8,4 g

Carbohidratos - 52,5 g

Proteínas - 9,5 g

Ingredientes:

- 2 cebollas medianas, finamente picadas
- 2 kg de papas lavadas, en cubos
- 4 tazas de leche
- 1 taza de apio picado
- Pimienta a gusto
- 2 cucharadas de aceite de oliva
- 4 tazas de caldo de vegetales o pollo
- Sal a gusto

Preparación:

1. Coloca una olla para sopa a fuego medio. Añade aceite y deja que se caliente. Cocina las cebollas en la olla hasta que estén rosadas.

2. Añade las patatas y revuelve. Dale una buena mezcla.

3. Vierte el caldo y la leche. Cuando empiece a hervir, baja el fuego y cocina tapado hasta que las patatas estén blandas. Apaga

el fuego. Mezcla la sopa hasta que quede suave. Añade más caldo si quieres diluir la sopa.

4. Prueba y añade sal y pimienta a gusto.

Tazones de ensalada César de col rizada con croutones de tofu

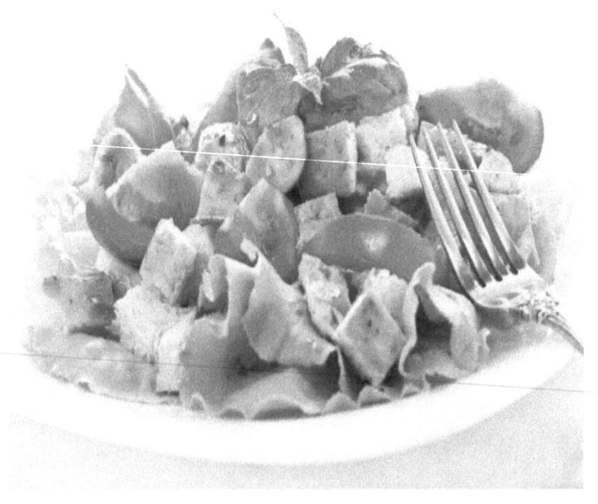

Tiempo de preparación: 40 minutos

Tiempo de cocción: 15 a 20 minutos

Porciones: 2

Valores nutricionales por porción:

Calorías - 400

Grasas - 28 g

Carbohidratos - 19 g

Proteínas - 20 g

Ingredientes:

<u>Para los croutones de tofu:</u>

- 200 grs de tofu extra firme escurrido

- 2 cucharadas de salsa Worcestershire vegana

- ½ cucharadita de cebolla en polvo

- ½ cucharadita de polvo de ajo

- 2 cucharadas de jugo de limón

- 1 ½ cucharadita de aceite de oliva

<u>Para la ensalada:</u>

- 4 tazas de col rizada lacinato picada

- 2 cucharadas de semillas de calabaza tostadas

- ½ aguacate pelado y picado sin carozo

- 2 cucharadas de levadura nutricional

- ¼ taza de aderezo César vegano

Preparación:

1. Para hacer los croutones de tofu: pon unas cuantas hojas de papel absorbente en un plato. Coloca el tofu sobre él y una sartén pesada sobre el tofu. Esto se hace para drenar el exceso de humedad del tofu.

2. Deja a un lado de 15 a 20 minutos.

3. Corta en cubos de 2 cm.

4. Para hacer el aderezo: mezcla el jugo de limón, el ajo en polvo, la cebolla en polvo y la salsa Worcestershire en un tazón.

5. Añade el tofu y mezcla bien. Cúbrelo y déjalo a un lado durante 15 minutos.

6. Coloca una sartén a fuego medio. Añade aceite y deja que se caliente. Una vez que el aceite esté caliente, añade el tofu a la sartén y desecha el adobo. Cocina hasta que el tofu se dore. Da vuelta el tofu a menudo hasta que dore bien.

7. Retira el tofu con una espumadera y colócalo en un plato forrado con papel de

cocina absorbente.

8. Para armar: coloca la col rizada en un recipiente. Espolvorea la levadura nutricional sobre ella y mezcla bien.

9. Divide la col rizada en dos tazones.

10. Coloca la mitad de los croutones de tofu en cada uno de los tazones. Espolvorea una cucharada de semillas de calabaza en cada tazón.

11. Esparce el aguacate por encima.

12. Rocía el aderezo vegano para ensalada César y sirve.

Capítulo seis:
Recetas para la cena

Curry de trigo sarraceno con anacardo y col rizada al ajo

Tiempo de preparación: 15 minutos

Tiempo de cocción: 30 minutos

Porciones: 6

Valores nutricionales por porción: 1/6 de la receta (sin opciones de porción opcional)

Calorías - 474

Grasas - 31,4 g

Carbohidratos - 45,5 g

Proteínas - 10,8 g

Ingredientes:

Para el curry:

- 2 cebollas finamente picadas

- 2 cucharadas de jengibre fresco rallado
- 1 ½ tazas de espelta de trigo sarraceno
- 1 cucharadita de comino molido
- 2 cucharaditas de pimentón ahumado
- 2 cucharaditas de cilantro molido
- 2 cucharaditas de cúrcuma en polvo
- 2 latas (400 grs cada una) de leche de coco
- ½ cucharadita de salsa sriracha
- 3 tazas de hojas de col rizada finamente picadas, desechar los tallos duros
- 4 dientes de ajo pelados y picados.
- ½ taza de anacardos
- 2 cucharadas de azúcar de coco
- 4 cucharadas de salsa de soja
- 3 tazas de agua, o más de ser necesario
- 2 cucharaditas de jugo de limón, o a gusto
- 2 cucharadas de aceite de coco

<u>Para la col rizada al ajo:</u>

- 6 tazas de col rizada picada, desechar los tallos duros, cortadas en trozos del tamaño de un bocado.

- 4 dientes de ajo, pelados y picados.

- Sal a gusto

- 2 cucharadas de aceite de oliva

- Pimienta a gusto

<u>Para servir</u>: Opcional

- Arroz caliente al vapor

- Quinua cocida

- Panes planos

- Pan Naan

- Chapati, etc.

Preparación:

1. Para hacer el curry: coloca una sartén grande a fuego medio. Añade aceite y deja que se derrita.

2. Una vez que el aceite se haya derretido, agrega la cebolla, el jengibre y el ajo y cocina hasta que empiece a dorar. Revuelve con frecuencia.

3. Agrega los anacardos y el trigo y cocina hasta que doren. Revuelve con frecuencia para evitar que se quemen.

4. Añade la cúrcuma y cocina de 5 a 6 segundos. Luego agrega el cilantro, el pimentón, el comino y el azúcar de coco y mezcla bien.

5. Añade el agua, la leche de coco, la salsa sriracha, la salsa de soja y la col rizada y mezcla bien.

6. Cuando la mezcla hierva, baja el fuego y cocina tapado hasta que esté suave. Añade más agua si el curry está seco.

7. Apaga el fuego. Añade el jugo de limón y revuelve. Pasa a un bol y mantenlo caliente.

8. Mientras, prepara la col rizada al ajo. Para

ello, coloca una sartén con aceite a fuego medio.

9. Una vez que el aceite esté caliente, agrega el ajo y cocina unos segundos, hasta que el ajo desprenda aroma.

10. Añade jarabe de arce y la col rizada y cocina hasta que la col se marchite.

11. Agrega sal y pimienta a gusto.

12. Coloca todo en un tazón.

13. Sirve el curry con la col rizada al ajo, o con la opción de tu preferencia.

Tofu de maní crujiente y arroz con coliflor salteado

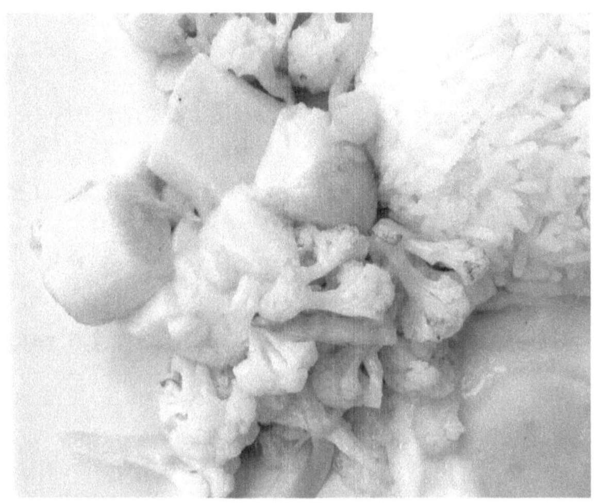

Tiempo de preparación: 30 minutos

Tiempo de cocción: 60 minutos

Porciones: 4

Valores nutricionales por porción: ¼ de la receta, sin ingredientes opcionales

Calorías - 524

Grasas - 24,5 g

Carbohidratos - 38,4 g

Proteínas - 24,5 g

Ingredientes:

<u>Para el salteado:</u>

- 680 grs de tofu extra firme.

- 2 cabezas pequeñas de coliflor

- 2 cucharadas de aceite de sésamo tostado

- 4 dientes de ajo, pelados y picados.

- Baby Bok Choy, cantidad necesaria (opcional)

- Pimiento rojo, cantidad necesaria (opcional)

- Cebollas de verdeo, cantidad necesaria (opcional)

- Brócoli, cantidad necesaria (opcional)

<u>Para la salsa:</u>

- 3 cucharadas de aceite de sésamo tostado

- ½ taza de azúcar moreno claro

- 5 cucharadas de mantequilla de cacahuete o de almendra

- ½ taza de salsa de soja baja en sodio

- 1 cucharadita de salsa de chile y ajo

Para servir:

- Jugo de lima

- Salsa Sriracha

- Cilantro picado

- Cualquier otra cobertura de tu elección

Preparación:

1. Precalienta el horno a 350°F o 180°C.

2. Pon unas cuantas hojas de papel absorbente en un plato y coloca el tofu encima. Coloca una sartén pesada sobre el tofu. Esto se hace para drenar el exceso de humedad del tofu.

3. Deja a un lado 20 minutos.

4. Mientras, prepara la salsa. Para ello, mezcla el aceite de sésamo, el azúcar, la mantequilla de cacahuete, la salsa de soja y la salsa de chile y ajo en un bol. Bate hasta que esté bien mezclado.

5. Una vez escurrido, corta el tofu en cubos.

6. Prepara una bandeja para hornear forrándola con papel pergamino o manteca. Extiende el tofu sobre ella, sin superponerlo.

7. Pon la bandeja en el horno y deja secar unos 25 minutos.

8. Saca la bandeja del horno y deja que el tofu se enfríe durante 20 minutos. Agrega el tofu en el tazón de la salsa y mezcla bien. Déjalo reposar 15 minutos.

9. Para hacer arroz de coliflor: rallar la coliflor. Puedes hacerlo en el procesador o rallarla con los agujeros más grandes de un rallador de caja. Si utilizas un procesador de alimentos, corta la coliflor en ramilletes antes de ponerla adentro.

10. Pica los vegetales opcionales.

11. Coloca una sartén grande a fuego medio-alto. Añade un poco de aceite de sésamo y deja que se caliente. Añade los vegetales

opcionales si las usas junto con la salsa de soja y cocina hasta que estén tiernas. Pasa a un tazón y mantenlo caliente.

12. Añade solo el tofu de la salsa a la sartén, usando una espumadera. Cocina hasta que dore. Se pegará a la sartén debido a la salsa.

13. Pasa el tofu a un tazón.

14. Limpia la cacerola y colócala a fuego medio. Añade el aceite restante y deja que se caliente.

15. Añade el ajo y la coliflor rallada y mezcla bien. Cocina tapado durante 5 minutos, o hasta que esté tierno y marrón claro.

16. Añade 1 - 2 cucharadas de mezcla de salsa y mezcla bien.

17. Divide el arroz de coliflor en platos para servir.

18. Coloca el tofu y los vegetales cocidos encima. Rocía el resto de la mezcla de salsa encima si lo deseas y sirve.

Bistec, espárragos y nueces salteadas con papas cremosas gratinadas

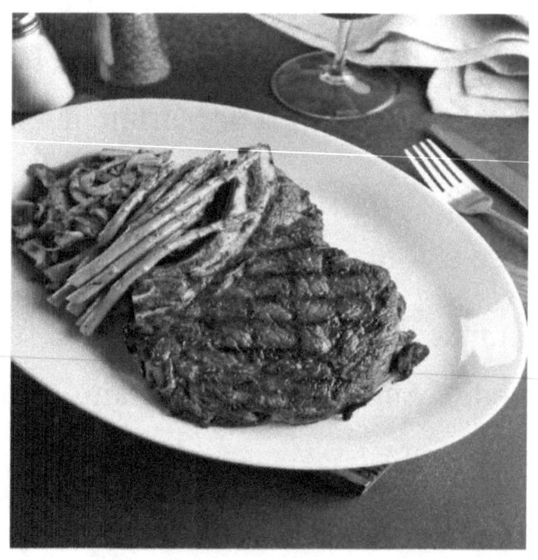

Tiempo de preparación: 30 minutos

Tiempo de cocción: 1 hora, 20 minutos

Porciones: 2

Valores nutricionales por porción:

Patatas gratinadas | Bistec salteado

Calorías – 498,8 | Calorías - 442

Grasas – 25,4 g | Grasas - 23 g

Carbohidratos - 49,3 g | Carbohidratos - 24 g

Proteínas - 19,8 g | Proteínas - 36 g

Ingredientes:

- 225 grs de filetes de lomo de res, deshuesados (2 cm de espesor), cortados en tiras a lo largo de 0,5 cm

- ½ cucharada de aceite de oliva, dividida

- ¼ taza de nueces en mitades

- Sal a gusto

- ¼ taza de queso azul desmenuzado

- ½ taza de arroz integral instantáneo sin cocer

- 225 grs de espárragos cortados en trozos de 1 cm

- 1 diente de ajo picado

- ¼ taza de caldo de carne desgrasado y bajo en sodio

<u>Para las patatas cremosas gratinadas:</u>

- 2 papas medianas (de alrededor de 1,5 cm de diámetro), cortadas en rodajas redondas de 0,5 cm de espesor.

- Sal a gusto

- 1 ½ cucharada de harina para todo uso

- 1 taza de leche

- Pimienta a gusto

- 1 cebolla mediana cortada en rodajas

- 1 ½ cucharadas de mantequilla

- ¾ taza de queso cheddar rallado

Preparación:

1. Precalienta el horno a 400°F o 205°C.

2. Empieza por las papas cremosas gratinadas, puesto que tomará tiempo hornearlas.

3. Coge una cazuela pequeña y engrásala con un poco de mantequilla.

4. Esparce la mitad de las rodajas de patata en el plato. Pon en capas las rodajas de cebolla y luego el resto de las patatas.

5. Espolvorea sal y pimienta sobre cada capa.

6. Coloca una cacerola pequeña a fuego medio. Agrega la mantequilla. Una vez que la mantequilla esté derretida, agrega la harina y continua revolviendo durante un minuto.

7. Añade la leche y continúa revolviendo hasta que esté espesa. Añade el queso y mezcla bien. Apaga el fuego después de que el queso se derrita.

8. Pon la salsa de queso sobre las patatas. Mantén la fuente cubierta con papel de aluminio, coloca la cazuela en el horno y hornea aproximadamente 1 hora, 20 minutos hasta que las patatas se cocinen.

9. Mientras, sigue las instrucciones del paquete y cocina el arroz integral. Una vez que el arroz esté cocido, mantenlo caliente.

10. Cocina el filete durante 15 minutos.

11. Para cocinar el filete: coloca una sartén antiadherente grande a fuego medio-alto. Añade ½ cucharadita de aceite y deja que se caliente.

12. Agrega los espárragos y saltea hasta que estén crujientes y tiernos.

13. Añade las nueces, la sal y el ajo. Cocina un minuto, revolviendo constantemente. Pásalo a un tazón y mantenlo caliente.

14. Añade el aceite restante a la sartén. Añade las tiras de carne y cocina hasta que no estén rosadas.

15. Añade la mezcla de espárragos y el caldo y mezcla bien. Deja que hierva y apaga el fuego.

16. Divide el arroz en 2 platos para servir. Divide las tiras de carne y colócalas sobre el arroz. Espolvorea queso azul encima y sirve.

Pollo al ajo y perejil con puré de patatas

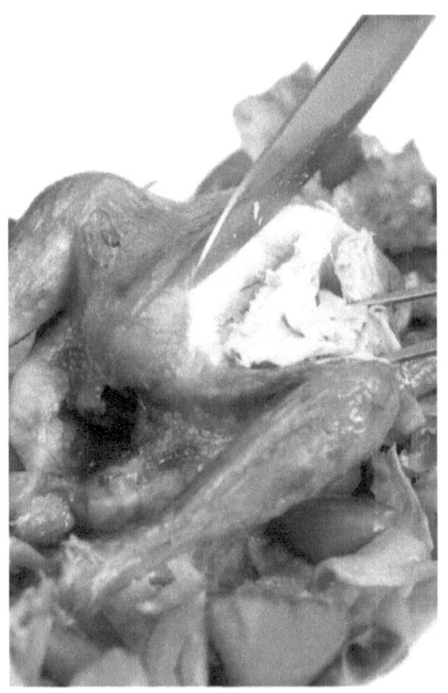

Tiempo de preparación: 20 minutos

Tiempo de cocción: 20 minutos

Porciones: 3

Valores nutricionales por porción:

Pollo al ajo | Puré de papas

Calorías - 369 | Calorías - 718

Grasas - 20 g | Grasas – 13,3 g

Carbohidratos - 17 g | Carbohidratos - 137,2 g

Proteínas - 29 g | Proteínas - 17,2 g

Ingredientes:

<u>Para el pollo con ajo y perejil:</u>

- 225 grs de pechugas de pollo deshuesadas y sin piel cortadas en rodajas finas

- 1 ½ cucharada de aceite de oliva

- 4 dientes de ajo pelados y picados.

- ½ tomate grande, sin semillas, en cubitos

- 1 cucharada de mantequilla

- Sal a gusto

- ¼ taza de harina

- Pimienta recién molida a gusto

- 3 cucharadas de perejil fresco picado

- 1 taza de champiñones frescos en rodajas

- ¼ taza de caldo de pollo

- ½ cucharada de queso parmesano rallado

<u>Para el puré de papas:</u>

- 1/2 kg de patatas blancas pequeñas

- 1/3 de taza de leche entera

- 2 cucharadas de perejil fresco picado

- Pimienta recién molida a gusto

- 1 ½ cucharada de mantequilla sin sal

- 5 dientes de ajo pelados y picados.

- Sal a gusto

Preparación:

1. Empieza por hacer el puré de patatas. Para ello, coloca las patatas en una cacerola. Vierte suficiente agua para cubrir las patatas. Añade ½ cucharadita de sal. Coloca la cacerola a fuego medio. Una vez que comience a hervir, baja el fuego y cocina hasta que las papas estén blandas.

2. Mientras las papas están hirviendo, haz pollo con ajo y perejil: Coloca el pollo en

un plato. Espolvorea la harina sobre el pollo.

3. Coloca una sartén a fuego medio-alto. Añade una cucharada de aceite y deja que se caliente. Una vez que el aceite esté caliente, agrega el pollo y cocínalo hasta que la parte inferior esté dorada. Voltear el pollo y cocina el otro lado durante 5 minutos, o hasta que dore.

4. Pasa el pollo a un plato.

5. Añade ½ cucharada de aceite en la sartén. Una vez que el aceite esté caliente, agrega los hongos. Revuelve continuamente durante 3 minutos, o hasta que doren.

6. Vierte el caldo y raspa el fondo de la sartén para eliminar cualquier partícula que pueda estar pegada.

7. Añade el tomate, el perejil, el ajo, la mantequilla y el queso.

8. Cuando la mantequilla se derrita, vuelve a poner el pollo a la sartén. Caliéntalo bien.

9. Apaga el fuego y mantén caliente.

10. Escurre el agua de la cacerola de las patatas. Licua las patatas con una batidora de inmersión hasta que estén suaves. Si no te gusta la textura, puedes hacer un puré.

11. Añade la leche y la mantequilla y mezcla bien.

12. Añade el perejil, el ajo, la pimienta y la sal y mezcla bien.

13. Sirve el pollo con el puré de patatas.

Fajitas de Tempeh

Tiempo de preparación: 30 minutos

Tiempo de cocción: 5 minutos

Porciones: 2

Valores nutricionales por porción: 1 fajita

Calorías - 259

Grasas – 5,1 g

Carbohidratos - 47,3 g

Proteínas - 14,6 g

Ingredientes:

Para el relleno:

- ½ paquete (de un paquete de 225 grs) de tempeh de cinco granos, cortado en 6 tiras

- 2 cucharadas de salsa de soja baja en sodio

- 1 cucharadita de comino molido

- Pimienta recién molida a gusto

- 1 taza de cebollas moradas en rodajas

- ½ taza de jugo de piña

- 1 cucharada de jugo fresco de lima

- 1 cucharadita de aceite de canola

- 2 dientes de ajo pequeños, pelados y picados.

- ¾ taza de pimientos verdes cortados en rodajas (1,5 cm de grosor)

- Sal a gusto

Para servir:

- 2 cucharadas de salsa de chipotle

- 2 tortillas de trigo integral (20 cm cada una)

Preparación:

1. Pon el jugo de piña, el jugo de lima, el aceite, el ajo, el comino, la salsa de soja y la pimienta en una cacerola y coloca la cacerola a fuego medio.

2. Cuando empiece a hervir, apaga el fuego.

3. Añade el tempeh y revuelve hasta que quede bien cubierto. Déjalo a un lado 30 minutos.

4. Prepara tu parrilla y precaliéntala a fuego medio.

5. Rocía una cesta para asar con spray vegetal.

6. Agrega la cebolla y el pimiento en la cesta. Sazona con sal y pimienta, rocía un poco de spray y mezcla bien.

7. Mantén la cesta sobre la rejilla de la parrilla. Voltéala de vez en cuando, hasta que la cebolla tome un color marrón claro.

8. Retira la cesta y déjala a un lado.

9. Rocía la parrilla con rocío vegetal.

10. Saca el tempeh de la cacerola y colócalo en la rejilla de la parrilla. Guarda el adobo.

11. Coloca las tiras de tempeh sobre la parrilla. Voltea los lados después de asar durante 2 minutos y unta el tempeh con el adobo retenido mientras se asa.

12. Calienta las tortillas siguiendo las instrucciones del paquete.

13. Coloca 3 tiras de tempeh en cada tortilla y esparce la mitad de la mezcla de cebolla en cada tortilla. Rocía una cucharada de salsa en cada una.

14. Enrolla y coloca la parte abierta hacia abajo. Corta en mitades si los deseas.

15. Sirve.

Fideos de sésamo con tofu al horno

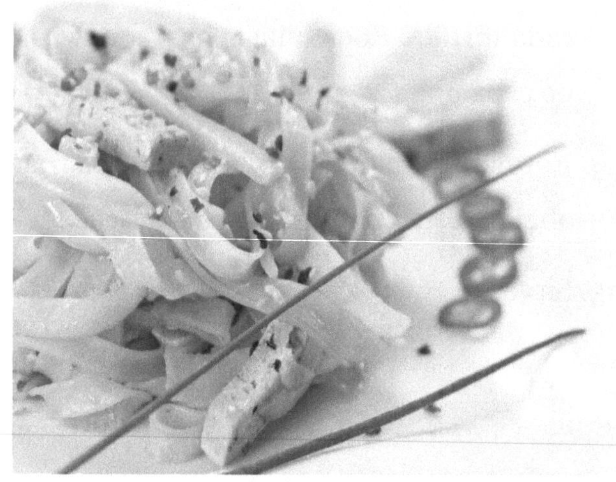

Tiempo de preparación: 10 minutos

Tiempo de cocción: 30 minutos

Porciones: 2

Valores nutricionales por porción: 1-¾ tazas

Calorías - 458

Grasas - 18 g

Carbohidratos - 60 g

Proteínas - 18 g

Ingredientes:

- 110 grs de fideos de trigo sarraceno

- 1 cebolleta picada

- 1 cucharadita de jengibre picado

- 1 cucharada de salsa de soja baja en sodio

- 1 taza de flores de brócoli pequeñas

- 1 ½ cucharada de cacahuetes tostados

- 1 ½ cucharada de aceite de sésamo oscuro tostado

- ½ cucharada de ajo picado

- ½ cucharadita de azúcar moreno

- 1 cucharada de salsa hoisin

- 110 grs de tofu cortado en cubos, horneado

- ½ tazas de pimiento amarillo o naranjas en rodajas

Preparación:

1. Sigue las instrucciones del paquete de la pasta para cocinarla. Coloca la pasta

cocida en un recipiente.

2. Coloca una cacerola a fuego medio. Añade el aceite, el jengibre, el ajo, la cebolleta, el brócoli y el azúcar moreno. Cuando la mezcla esté bien caliente, apaga el fuego.

3. Añade la salsa de soja y la salsa hoisin. Pasa al tazón de los fideos.

4. Añade el tofu, los cacahuetes y el pimiento y mezcla bien.

5. Sirve.

Capítulo siete:
Recetas de bocadillos

Bolas de salmón horneadas con alioli de romero

Tiempo de preparación: 5 minutos

Tiempo de cocción: 40 minutos

Porciones: 6

Valores nutricionales por porción: 2 bolas con 1 cucharada de alioli.

Calorías - 173

Grasas - 6,7 g

Carbohidratos - 8,6 g

Proteínas - 20,5 g

Ingredientes:

Para las bolas de salmón:

- 450 grs de filetes de salmón salvaje

- Pimienta a gusto

- ¼ pimiento amarillo picado

- ¼ pimiento rojo picado

- 1/3 taza de pan rallado

- ¼ taza de perejil picado

- ¼ taza de espinacas picadas

- ¼ taza de mostaza de Dijon

- 2 cucharadas de jugo de limón

- ¼ taza de mayonesa vegetariana

- 1 huevo pequeño a temperatura ambiente

- 1 cucharada de salsa sriracha

- 2 cucharadas de jugo de limón fresco

- Sal a gusto

- 1 cebolla morada pequeña picada

- ½ jalapeño en cubitos

½ - 1 cucharada de condimento Old Bay

Para el alioli de romero

- ¼ taza de mayonesa vegana

- 1 diente de ajo pelado, aplastado y picado

- 1 ramita de romero picada

- Sal a gusto

- 1 cucharada de jugo de limón fresco

Preparación:

1. Precalienta el horno a 400°F o 200°C.

2. Prepara una bandeja de hornear forrándola con papel pergamino o manteca.

3. Espolvorea sal y pimienta sobre el salmón y colócalo en la bandeja para hornear.

4. Coloca la bandeja en el horno y asa hasta que se desmenuce fácilmente al pincharla con un tenedor. Debería llevar unos 20 minutos.

5. Saca la bandeja del horno y deja enfriar 5 minutos.

6. Desmenuza el salmón en trozos del tamaño de un bocado.

7. Mezcla la cebolla, el jalapeño, el condimento Old Bay, el perejil, el huevo, el jugo de limón, la salsa sriracha, el pimiento rojo, el pimiento amarillo, la espinaca, el pan rallado, la mayonesa vegetariana y la mostaza de Dijon en un tazón.

8. Mezcla el salmón hasta que quede bien una mezcla homogénea.

9. Divide la mezcla en 12 porciones iguales y forma bolas.

10. Colócalas en la bandeja de hornear.

11. Hornea durante 20 minutos, o hasta que se doren.

12. Mientras, prepara el alioli mezclando la mayonesa vegana, el ajo, el romero, la sal y el jugo de limón en un tazón.

13. Sirve las bolas de salmón con el alioli.

Galletas saludables de café

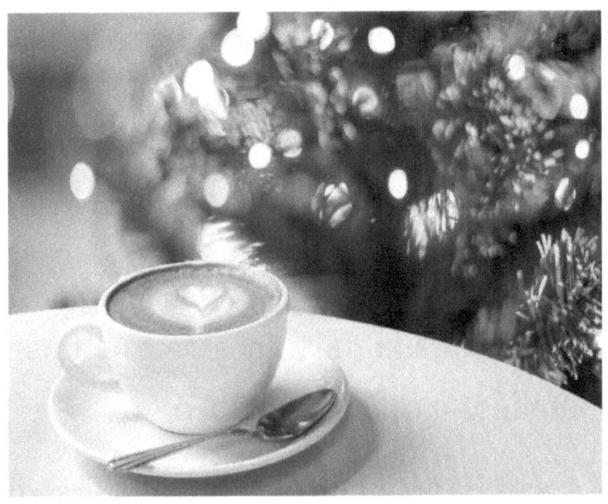

Tiempo de preparación: 15 - 20 minutos

Tiempo de cocción: 12 - 15 minutos

Porciones: 20

Valores nutricionales por porción: 1 galleta

Calorías - 60

Grasas – 1,5 g

Carbohidratos - 11 g

Proteínas - 2 g

Ingredientes:

<u>Para los ingredientes secos:</u>

- ½ taza de cacao amargo

- 6 cucharadas de harina para todo uso

- ½ taza de harina integral

- ¾ cucharada de granos de café finamente molidos o café instantáneo

- ½ cucharadita de bicarbonato de sodio

- ¾ cucharadita de canela molida

- ¼ cucharadita de sal kosher

<u>Para los ingredientes húmedos:</u>

- 3 huevos pequeños ligeramente batidos

- ¼ taza de yogur griego natural sin grasa o bajo en grasa

- ½ cucharada de aceite de oliva

- ½ + 1/8 taza de arándanos

- ½ banana madura

- ¼ taza de miel

- 1 cucharadita de extracto de vainilla

- ¼ taza de chispas de chocolate amargo o semiamargo

Preparación:

1. Precalienta el horno a 350°F o 180°C.

2. Prepara una bandeja para hornear rociándola con spray vegetal antiadherente. Reserva.

3. Mezcla todos los ingredientes secos, es decir, la harina integral, la harina para todo uso, el cacao, la canela, la sal, el bicarbonato de sodio y el café en un recipiente.

4. Coloca el plátano en un recipiente para microondas y cocínalo a fuego alto durante 50 segundos.

5. Tritura el plátano y añádelo a un tazón. Añade también los huevos, el yogur, el aceite, la miel y la vainilla. Mezcla hasta que quede bien incorporado.

6. Vierte los ingredientes húmedos sobre los secos y mezcla hasta que estén bien mezclados, asegurándote de que no sea demasiado.

7. Añade las pepitas de chocolate y los arándanos y mezcla suavemente.

8. Haz 20 porciones iguales de la mezcla y colócala en la bandeja para hornear. Debe ser aproximadamente de 1 a ½ cucharadas por porción.

9. Presiona las galletas ligeramente. Puedes usar un tenedor para hacerlo.

10. Coloca la bandeja en el horno y hornea de 12 a 14 minutos. Cuando las galletas estén listas, estarán visiblemente duras en los bordes.

11. Deja enfriar en la bandeja de hornear 10 minutos. Saca las galletas con una espátula de metal. Pásalas a una rejilla de alambre.

12. Deja que se enfríen por completo antes de pasarlas a un contenedor hermético.

Barras saludables de avena y fresa

Tiempo de preparación: 20 minutos

Tiempo de cocción: 35 - 40 minutos

Porciones: 8

Valores nutricionales por porción: 1 barra sin glaseado

Calorías - 100

Grasas - 5 g

Carbohidratos - 14 g

Proteínas - 2 g

Ingredientes:

<u>Para las barras de fresa:</u>

- ½ taza de avena en copos

- 3 cucharadas de azúcar moreno claro

- 1/8 de cucharadita de sal kosher

- 1 taza de fresas en rodajas pequeñas, divididas

- ½ cucharada de jugo de limón fresco

- 6 cucharadas de harina blanca integral

- 1/8 de cucharadita de jengibre molido

- 3 cucharadas de mantequilla sin sal, derretida

- ½ cucharadita de maicena o fécula de maíz

- 3 cucharaditas de azúcar granulada, divididas

<u>Para el glaseado de vainilla:</u> opcional

- ¼ taza de azúcar impalpable tamizada

- ½ cucharada de leche

- ¼ cucharadita de extracto de vainilla

Preparación:

1. Precalienta el horno a 350°F o 180°C.

2. Pon la rejilla en el centro del horno.

3. Prepara un pequeño molde para hornear cuadrado o rectangular forrándolo con una hoja grande de papel pergamino o manteca de manera tal que lo que sobra de

la hoja cuelgue de los dos lados.

4. Añade la avena, el azúcar moreno, la harina, la sal y el jengibre en un tazón y revuelve bien.

5. Añade la mantequilla y mezcla hasta que se desmenuce.

6. Saca unas 4 cucharadas de la mezcla en un tazón y deja a un lado.

7. Pasa el resto de la mezcla al molde para hornear. Presiona bien en el fondo del molde.

8. Esparce ½ taza de fresas picadas sobre la fécula de maíz.

9. Rocía el jugo de limón sobre las fresas. Espolvorea 1 ½ cucharaditas de azúcar.

10. Esparce las fresas restantes y 1 ½ cucharaditas de azúcar sobre ellas.

11. Esparce encima la mezcla de migajas guardada.

12. Pon la bandeja en el horno y hornea entre

30 y 35 minutos, o hasta que dore por encima.

13. Saca la bandeja del horno y colócala en la rejilla de alambre para que se enfríe.

14. Mientras, haz el glaseado. Para ello, coloca azúcar impalpable, la leche y la esencia de vainilla en un tazón y bate bien.

15. Levanta las barras junto con el papel de pergamino y colócalas en tu tabla de cortar.

16. Vierte el glaseado encima. Corta 8 barras iguales y sirve.

17. Coloca las barras sobrantes en un recipiente hermético. Guárdalas en la nevera hasta que las uses. Duran 5 días.

Bolas de queso con perejil

Tiempo de preparación: 15 minutos

Tiempo de cocción: 0 minutos

Porciones: 12

Valores nutricionales por porción: 1 bola de queso + 2 piezas de apio + 5 galletas

Calorías - 130

Grasas - 7 g

Carbohidratos - 12 g

Proteínas - 3 g

Ingredientes:

- ¼ taza de queso cheddar fuerte Kraft con leche al 2%, rallado

- 1 paquete (225 grs) de queso Philadelphia Neufchatel suavizado

- ½ cucharada de cebolla de verdeo finamente picada

- ½ cucharada de pimienta roja finamente picada

- ¼ taza de perejil finamente picado

- 1 cucharadita de mostaza de Dijon

- 6 tallos de apio, cortados cada uno transversal en 4 trozos iguales

- 60 galletas integrales Ritz

Preparación:

1. Pon los quesos Neufchatel y cheddar en un tazón. Bate con una batidora eléctrica de mano hasta que estén bien mezclados.

2. Añade la cebolla de verdeo, el pimiento rojo y la mostaza de Dijon.

3. Coloca el tazón en el refrigerador una hora.

4. Divide la mezcla en 12 porciones iguales y forma bolas. (Deberían ser 2 cucharadas de mezcla de queso por porción)

5. Pon el perejil en un plato. Reboza las bolas en el perejil.

6. Coloca en un plato. Deja enfriar.

7. Para servir: cada porción consiste en una bola de queso con 2 trozos de perejil y 5 galletas Ritz.

Chips de col rizada al horno

Tiempo de preparación: 10 minutos

Tiempo de cocción: 10 minutos

Porciones: 3

Valores nutricionales por porción:

Calorías - 58

Grasas – 2,8 g

Carbohidratos - 7,6 g

Proteínas - 2,5 g

Ingredientes:

- ½ racimo de col rizada (tallos duros descartados), cortada en trozos del tamaño de un bocado

- Sal a gusto

- ½ cucharada de aceite de oliva

- Especias de tu elección a gusto (opcional)

Preparación:

1. Precalienta el horno a 350°F o 180°C.

2. Prepara una bandeja de hornear forrándola con papel pergamino o manteca.

3. Seca la col rizada en una centrifugadora de vegetales. Si no tienes una, seca las hojas con toallas de papel absorbente.

4. Coloca la col rizada en la bandeja para hornear. Rocía aceite sobre ella. Espolvorea sal y esparce de manera uniforme.

5. Pon la bandeja en el horno y hornea de 12 a 14 minutos, o hasta que esté crujiente.

6. Deja enfriar por completo y sirve. Guarda las sobras en un recipiente hermético.

Capítulo ocho:
Recetas de postres

Dátiles cubiertos de chocolate con almendras

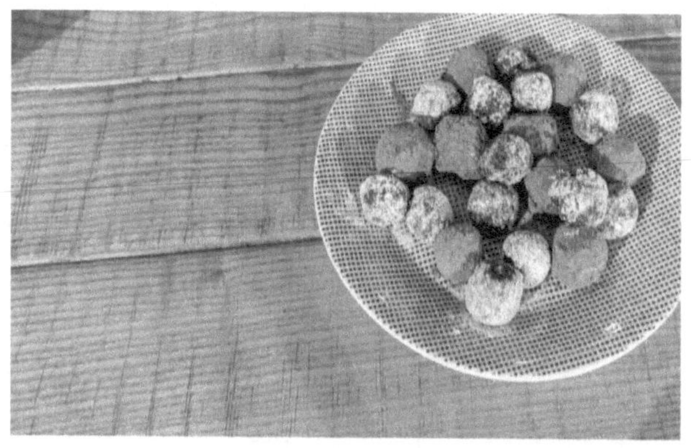

Tiempo de preparación: 20 minutos

Tiempo de cocción: 5 minutos

Valores nutricionales por porción: 12

Calorías - 152

Grasas – 5,4 g

Carbohidratos - 27,5 g

Proteínas - 2 g

Ingredientes:

- 12 dátiles Medjool (cortados, sin carozo)
- ¾ taza de chispas de chocolate semiamargo
- ½ cucharadita de canela molida
- 12 almendras tostadas sin sal
- ½ cucharadita de aceite de canola
- 1 cucharadita de almendras trituradas
- 1 cucharadita de pistachos triturados

Preparación:

1. Inserta una almendra en cada dátil. Los dátiles deben cubrir completamente la almendra. Colócalos en una bandeja que haya sido forrada con papel de pergamino o manteca.

2. Coloca canela, aceite de canola y trozos de chocolate en un bol resistente al calor. Coloca el bol en una olla doble. Para ponerlo a baño María, vierte un poco de agua en una olla. El tazón a prueba de

calor debe caber en la parte superior de la olla. Coloca la olla a fuego medio. El chocolate se derretirá lento. Revuelve con frecuencia hasta que el chocolate se derrita.

3. Apaga el fuego y saca el bol.

4. Sumerge el dátil relleno de almendras en el chocolate derretido, de a uno. Levántalo con una cuchara y colócalo de nuevo en la bandeja.

5. Mezcla los pistachos y las almendras en un bol pequeño.

6. Espolvorea las almendras y los pistachos triturados sobre los dátiles recubiertos de chocolate. Coloca la bandeja en el congelador y enfría hasta que el chocolate se endurezca, aproximadamente una hora.

7. Saca la bandeja del congelador y déjala en la encimera 10 minutos antes de servir.

8. Sirve.

9. Guarda las sobras en un recipiente hermético en el refrigerador.

Cheesecake vegano de Matcha

Tiempo de preparación: 1 hora más 60 minutos adicionales

Tiempo de cocción: 0 minutos

Porciones: 5

Valores nutricionales por porción: 1 rebanada, sin los aderezos opcionales

Calorías - 340

Grasas - 23,5 g

Carbohidratos - 31,3 g

Proteínas - 7,3 g

Ingredientes:

<u>Para el relleno:</u>

- ¾ taza de anacardos crudos

- 1 ½ cucharada de jugo de limón fresco

- 2 cucharadas de aceite de coco derretido

- 2 cucharadas de yogur de coco

- 1 cucharadita de té verde matcha en polvo

- ¼ taza de jarabe de arce

- 1/8 de cucharadita de sal marina

- ½ cucharadita de extracto de vainilla

- 2 cucharadas de leche de coco light

<u>Para la corteza:</u>

- ½ taza de dátiles Medjool sin carozo

- Una pizca de sal marina

- ¾ taza de nueces

<u>Para la cubierta</u>: opcional

- Arándanos o fresas frescas

- Crema de coco batida

Preparación:

1. Pon los anacardos en un tazón. Vierte agua muy caliente sobre ellos. Cúbrelos y déjalos a un lado durante una hora.

2. Desecha el agua.

3. Mientras los anacardos están en remojo, haz la corteza: coge una bandeja

desmontable pequeña, de unos 12 - 15 cm de diámetro. Forra con papel pergamino o manteca y deja a un lado.

4. Coloca los dátiles en el procesador de alimentos y procésalos hasta que estén finamente picados. Pásalos a un tazón.

5. Añade las nueces y la sal y mezcla hasta que quede suave. Añade los dátiles y procesa hasta que la mezcla quede unida. Al presionar la mezcla, no debe quedar desmenuzado.

6. Pasa la mezcla a la bandeja desmontable preparada. Presiona bien contra el fondo y un poco en los costados.

7. Congela la bandeja hasta que la corteza esté ligeramente dura.

8. Para hacer el relleno: pon los anacardos, el jugo de limón, el aceite de coco, el yogur de coco, el jarabe de arce, la sal, la vainilla y la leche de coco en una licuadora y licua hasta que la textura sea suave.

9. Reservar aproximadamente 1/3 del relleno en la licuadora y extiende el resto sobre la corteza. Golpea ligeramente la bandeja desmontable contra tu encimera para eliminar las burbujas de aire, si las hubiera.

10. Añade el polvo de matcha a la licuadora y bate hasta que quede suave. Prueba y añade más polvo de matcha si lo deseas.

11. Vierte el relleno de matcha sobre el relleno liso en forma de espiral.

12. Con un palillo o un mondadientes, has girar el relleno de matcha sobre el relleno plano.

13. Golpea la bandeja una vez más sobre la encimera para eliminar las burbujas de aire, si las hubiera.

14. Mantén la bandeja cubierta con papel film. Coloca la bandeja en el congelador hasta. Estará lista cuando esté firme al tocarla.

15. Sácala del congelador y refrigérala hasta

que la uses. Durar 3 días.

16. 15 minutos antes de servir, coloca la bandeja en el congelador una vez más.

17. Corta en 5 partes iguales. Retira la bandeja desmontable.

18. Sirve frío.

Budín de dátiles y nueces

Tiempo de preparación: 25 minutos

Tiempo de cocción: 60 minutos

Porciones: 4

Valores nutricionales por porción:

Calorías - 282

Grasas - 16 g

Carbohidratos - 55 g

Proteínas - 6 g

Ingredientes:

- ½ taza de dátiles secos picados y sin carozo

- ¼ taza de margarina reducida en sal

- 1 huevo ligeramente batido

- 1/8 de cucharadita de canela molida

- ¼ taza de nueces picadas, tostadas

- 2 cucharadas de leche baja en grasas

- ¼ taza de azúcar moreno

- ½ taza de harina leudante

- ¼ cucharadita de jengibre molido

<u>Para la salsa de piña y mermelada:</u>

- ½ lata (de una lata de 400 grs) de piña natural, finamente picada

- 2 ½ cucharadas de mermelada de naranja

- ½ cucharadita de arrurruz

Preparación:

1. Precalienta el horno a 350°F o 180°C.

2. Prepara un molde pequeño para el budín forrándolo con papel pergamino o manteca (en forma de círculo para que quepa en el fondo del molde).

3. Coloca los dátiles y una cucharada de leche en un bol y mezcla bien. Deja a un lado.

4. Pon el azúcar, la margarina, una cucharada de leche y el huevo en otro tazón y bate bien.

5. Coloca la harina, el jengibre molido y la canela en un tercer tazón y revuelve bien.

6. Añade la mezcla de harina al tazón de la mezcla de huevo y bate hasta que quede suave. Puedes usar una batidora eléctrica.

7. Añade las nueces y los dátiles remojados y mezcla suave.

8. Vierte la mezcla en el recipiente del budín.

9. Coloca el recipiente del budín en una bandeja para hornear. Toma un poco de agua hirviendo y viértela alrededor del molde hasta 1,25cm.

10. Cubre con papel de aluminio el molde para hornear y la bandeja.

11. Coloca la bandeja y el recipiente del budín en el horno. Hornea durante 50 minutos, o hasta que al insertar un palillo en el salga limpio. Si no está limpio, hornea otros 10 minutos.

12. Saca el molde y colócalo en la rejilla de alambre para que enfríe.

13. Mientras el budín se hornea, haz la salsa de piña y mermelada. Utiliza la mayor parte del jugo de la piña (unos 2/3). El resto puede ser usado en alguna otra receta, como un batido.

14. Coloca el arrurruz y una cucharadita del jugo de piña en una pequeña cacerola. Bate bien.

15. Añade el resto del jugo y coloca la cacerola a fuego medio. Deja que hierva, revolviendo constantemente. Quedará ligeramente espeso.

16. Añade los trozos de piña y la mermelada. Revuelve bien. Deja que se cocine a fuego lento un par de minutos. Revuelve de vez en cuando. Apaga el fuego.

17. Invierte el budín en un plato. Esparce un poco de la salsa sobre él.

18. Corta en 4 porciones iguales y sirve con un poco de la salsa restante. Se puede servir caliente o a temperatura ambiente.

Pudin de chocolate saludable

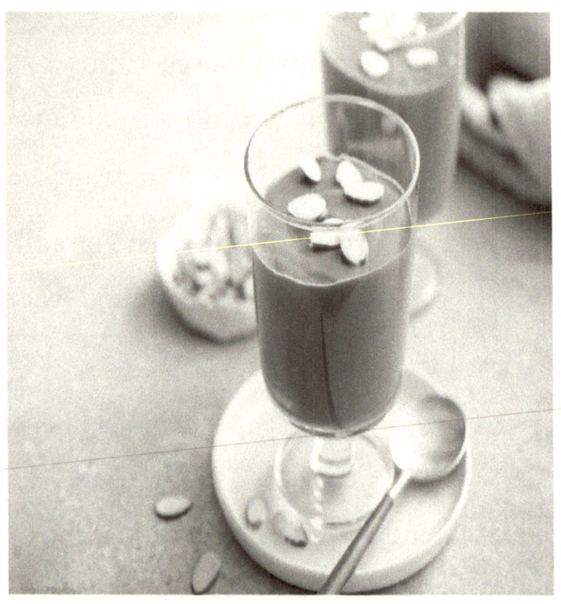

Tiempo de preparación: 5 minutos

Tiempo de cocción: 0 minutos

Porciones: 4

Valores nutricionales por porción:

Calorías - 454

Grasas - 18 g

Carbohidratos - 69 g

Proteínas - 11 g

Ingredientes:

- 2 plátanos maduros cortados en rodajas

- ½ taza de mantequilla de maní

- ½ taza de avena

- 1/8 de cucharadita de sal

- ½ taza de cacao en polvo

- ½ taza de miel

- 1 cucharadita de extracto de vainilla

Preparación:

1. Mezcla los plátanos, la mantequilla de maní, la avena, la sal, el cacao, la miel y la vainilla en una licuadora hasta que la mezcla quede suave.

2. Divide en partes iguales en 4 tazones de postre. Cubre los tazones con papel film.

3. Refrigera un par de horas, o hasta que cuaje.

4. Sirve frío.

Paletas de café y chocolate congeladas en capas

Tiempo de preparación: 20 minutos

Tiempo de cocción: 0 minutos

Porciones: 4

Valores nutricionales por porción:

Calorías - 78

Grasas – 0,4 g

Carbohidratos - 16,2 g

Proteínas - 3,2 g

Ingredientes:

- ½ paquete (de un paquete de 4 porciones) de mezcla de pudín de chocolate blanco instantáneo sin grasa, sin azúcar y bajo en calorías

- 1 taza de leche descremada

- 3 cucharadas de leche condensada azucarada sin grasa

- 1 cucharadita de café expreso instantáneo en polvo, o más, a gusto.

- ¾ taza de agua

- 2 cucharadas de cacao amargo en polvo.

- ¼ cucharadita de extracto de vainilla

Preparación:

1. Para la primera capa: coloca la mezcla para el pudín, ¾ cucharadita de polvo para café expreso y la leche en un tazón.

2. Bate de forma constante durante 2 minutos, o hasta que esté espeso.

3. Toma 4 vasos de papel o plásticos y divide la mezcla en partes iguales.

4. Cubre los vasos con papel film y ponlos en la nevera.

5. Mientras la primera capa se enfría, prepara la segunda capa.

6. Coloca la leche condensada, el extracto de vainilla, el resto del café en polvo y el cacao en polvo en un bol y bate bien.

Añade más polvo de expreso si lo deseas.

7. Añade agua y bate hasta que todo esté bien mezclado.

8. Vierte la mezcla de leche condensada sobre la primera capa fría.

9. Cubre los vasos de papel con papel de aluminio. Haz una hendidura en cada uno. Insertar palitos de helado a través de la rendija, en el vaso.

10. Coloca las paletas de helado en el congelador. Congélalas hasta que estén firmes. Debería tomar entre 10 y 12 horas.

11. Justo antes de servir, desecha el papel de aluminio y el vaso de papel.

Conclusión

A estas alturas, ya sabes más que suficiente para empezar la dieta Sirtfood. Sabes cómo funcionan los activadores de sirtuina. Sabes cómo beneficiará a tu cuerpo. Seguir las pautas de la dieta Sirtfood y utilizar las recetas de esta guía te ayudará a mejorar tu salud en general en poco tiempo.

Asegúrate de mantenerte alejado de la comida chatarra y de cualquier cosa que sepas que te alejará de tu objetivo final. Aunque está bien darse un gusto con este tipo de comida de vez en cuando, debes evitarla todo lo posible. Comer esos alimentos con frecuencia reducirá los beneficios de la dieta Sirtfood y te hará ganar peso de nuevo. Si quieres vivir una vida larga y saludable, en vez de una vida cargada de problemas de salud, es importante que comas bien, y más aún a medida que envejeces.

El aumento de peso tiene muchas desventajas que quizás ya hayas experimentado, como la falta de energía, la baja autoestima, el alto riesgo de enfermedades como la diabetes tipo 2, etc. Cambiar a una dieta saludable de Sirtfood y a un plan de estilo de vida te ayudará a reducir esos efectos negativos y a llevar una vida mejor. Puede ser un poco difícil al principio, pero la dieta Sirtfood es mucho más fácil de seguir que otras dietas de moda. Un incentivo adicional para seguirla es que verás resultados reales.

Muchas celebridades como Adele han seguido esta dieta y han observado una pérdida de peso significativa en los últimos años. Si estás listo para experimentar estos beneficios, comienza a implementar las pautas de esta dieta en tu propia vida ahora mismo. Si lo encuentras efectivo, puedes incluso recomendar este libro a otros amigos o familiares que puedan beneficiarse de él.